DE
L'EMPHYSÈME
SOUS-CUTANÉ ENFANTILE

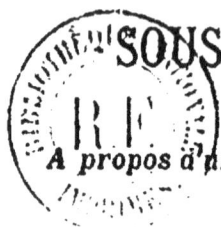

A propos d'un cas observé chez une fillette de 7 ans

à la fin d'une tuberculose pulmonaire

PAR LE

Docteur Alexandre GEORGIEFF

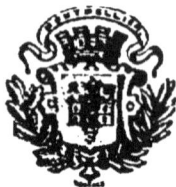

MONTPELLIER

IMPRIMERIE DE LA MANUFACTURE DE LA CHARITÉ

—

1898

A LA MÉMOIRE DE MON PÈRE

DE MES FRÈRES DIMITRE ET IVAN

ET DE MA SOEUR GENDA

A. GEORGIEFF.

A MA MÈRE

A MES FRERES, LE Dr PETRE ET GUÉCHO

TÉMOIGNAGE D'AFFECTION ET DE PROFONDE RECONNAISSANCE

A MES SOEURS RADKA ET THÉODORA

A MES BELLES-SOEURS ELISAVETA ET STANKA

A MES BEAUX-FRÈRES
NICOLAS H. DIMTCHEFF et GEORGES SOKOLOFF

A. GEORGIEFF.

AVANT-PROPOS

Avant d'entrer en matière, nous sommes heureux de pouvoir saisir l'occasion d'exprimer à tous nos Maîtres de la Faculté de Médecine de Montpellier notre respectueuse reconnaissance pour l'affabilité qu'ils nous ont témoignée, les excellents conseils qu'ils nous ont prodigués au cours de nos études médicales.

En tête de ce travail, écrit et rédigé sous son inspiration, nous plaçons le nom de nôtre Maître vénéré, M. le professeur Baumel, qui n'a cessé de nous entourer de sa bienveillance et de sa sollicitude, surtout pendant la dernière année de notre scolarité. Nous ayant initié à l'art si ardu des maladies des enfants et ayant bien voulu nous faire l'honneur d'accepter la présidence de notre thèse inaugurale, nous le prions de vouloir bien agréer ici, avec nos remerciements les plus sincères, l'assurance de notre respect et de notre profonde reconnaissance.

Nous ne saurions trop garder un précieux souvenir de son Maîtres MM. les professeurs Sarda et Ducamp dont nous avons goûté avec respect les savantes leçons et de MM. les professeurs-agrégés Rauzier, Bosc et Brousse qui nous ont appris à aimer le côté pratique de la Médecine. Nous les prions tous de vouloir bien agréer, avec nos remerciements, 'expression de notre gratitude.

INTRODUCTION

N. Guillot et Ozanam ont les premiers, en 1853 et 1854, étudié et décrit l'emphysème sous-cutané généralisé consécutif aux maladies de l'appareil respiratoire. La question a été reprise dans la suite par de nombreux auteurs. Cependant, il nous a paru intéressant de réunir dans une monographie, aussi complète que possible, ses différentes particularités et sa pathologie spéciale.

Divers auteurs se sont récemment occupés de l'emphysème sous-cutané chez l'adulte, nous nous sommes bornés à l'étudier chez l'enfant. En effet, de par son impressionnabilité, l'activité de ses échanges nutritifs, ses moyens de défense, encore faibles, l'enfant est exposé à contracter de graves maladies des organes respiratoires. Le coryza, par exemple, si l'enfant respire la bouche ouverte, peut-être la cause d'angines à répétitions, de laryngites et même de bronchites, celles-ci revêtant un caractère spasmodique à cause de l'étroitesse de la glotte intercartilagineuse. La dentition, outre les troubles locaux qu'elle détermine, crée une prédisposition spéciale non seulement aux inflammations du tube digestif, mais aussi des voies respiratoires. L'enfant présente encore un admirable terrain pour le développement de la diphtérie, la coqueluche, la broncho-pneumonie, la bronchite capillaire, etc., etc., toutes affections s'accompagnant de dyspnée, d'efforts violents, de toux convulsive, qui peuvent produire la rupture des alvéoles pulmonaires et par conséquent favoriser le passage de l'air dans le tissu cellulaire.

De plus, tout le monde sait combien le tube digestif chez l'enfant, soumis à une alimentation vicieuse ou sevré prématurément est irritable, et quelle est la gravité de la gastro-entérite et de l'athrepsie qui en résulte. C'est là encore une cause de débilitation générale qui diminue la résistance de toutes les cellules organiques et, par conséquent, celles du poumon qui deviennent fragiles et plus impressionnables à la toux, à la dyspnée et aux efforts violents, constants dans les affections pulmonaires aiguës ou chroniques.

Ayant eu l'occasion d'observer, à la clinique des maladies des enfants, service de M. le professeur Baumel, un cas d'emphysème sous-cutané consécutif à une granulie, nous avons pensé qu'il pouvait donner lieu à quelques considérations intéressantes et nous en avons profité pour en faire l'objet de notre thèse inaugurale.

Nous avons exclu volontairement tous les cas d'emphysème d'ordre chirurgical, nous arrêtant aux observations de nos prédécesseurs où l'emphysème était étudié comme un épiphénomène d'une maladie de l'appareil respiratoire. Ces observations ne sont pas très nombreuses, nous n'en avons pu trouver que cinquante-quatre dans la littérature médicale et ce sont nos conclusions personnelles que nous avons exposé.

Après un court historique de la question, nous rappelons rapidement la distribution anatomique du tissu cellulaire. Dans les chapitres suivants, nous montrons l'étiologie, l'anatomie pathologique, la pathogénie, la symptômatologie, le diagnostic, le pronostic et le traitement. Nous joignons à cela les cas les plus concluants suivis de guérison, résumant les autres dans un tableau comparatif, et, dans le dernier chapitre, nous développons les conclusions qui nous paraissent découler de cette étude.

DE

L'EMPHYSÈME SOUS-CUTANÉ ENFANTILE

A propos d'un cas observé chez une fillette de 7 ans

A LA FIN D'UNE TUBERCULOSE PULMONAIRE

HISTORIQUE

Les anciens possédaient des notions très vagues sur l'emphysème sous-cutané d'origine médicale. Leurs ouvrages font bien mention de « tumeurs venteuses, collections gazeuses », etc., mais on ne trouve nulle part une conception rationnelle, une explication bien nette de cette complication de certaines maladies.

Il faut arriver au commencement de ce siècle pour rencontrer des observations de ce genre. En effet, Laënnec dans son immortel « Traité de l'auscultation » parle ainsi du syndrôme qui nous occupe. « Quand l'emphysème lobulaire, dit-il, est voisin de la racine du poumon, il gagne rapidement le médiastin, et de là le col et le tissu cellulaire inter-musculaire et sous-cutané de toutes les parties du corps ». D'autre part, Breschet, dans son Dictionnaire de 1815, parlant de la rupture du parenchyme pulmonaire qu'il considère comme la conséquence « de violents efforts de toux et de respiration » dit que l'emphysème au lieu de rester au poumon peut se généraliser comme « chez les femmes en couches, et chez les enfants atteints de coqueluches », mais, si l'on constate le fait, on ignore encore sa nature et ses causes.

Après ces deux auteurs, Roger, en 1853 (Un. Méd.), soupçonne l'existence d'une ouverture sur les voies respiratoires et leur mise en communication avec le tissu cellulaire souscutané. Il explique la production de l'emphysème de la manière suivante : « Pendant les secousses convulsives de » la toux, le système musculaire respiratoire se contracte » fortement, et, la glotte étant fermée, l'air qui est contenu » dans les ampoules terminales des bronches s'échape en » déchirant les parties les moins résistantes, c'est-à-dire le » parenchyme pulmonaire altéré dans sa consistance par la » maladie première.»

Il a soupçonné mais n'a pu rien affirmer, car l'anatomie pathologique, à ce moment là, restait encore à faire.

Dans la même année Natalis Guillot, publie un mémoire dans les « Archives générales de Médecine » où il expose l'histoire clinique de 17 enfants, qu'il subdivise en trois groupes :

Dans le premier, il place 9 enfants qui n'ont eu qu'un emphysème du tissu interlobulaire et sous-pleural ; dans le second, 3 enfants présentaient une infiltration du tissu souspleural et du médiastin ; dans le troisième, 4 enfants avaient leur tissu cellulaire infiltré d'air. En procédant ainsi, il a montré la voie que l'air suit pour arriver dans le tissu cellulaire sous-cutané et les divers degrés que peut présenter l'emphysème suivant que la maladie primitive, au cours de laquelle il est survenu comme complication, a enlevé le malade plus ou moins rapidement.

L'année suivante, Ozanam publie, dans les mêmes Archives, un mémoire très intéressant, intitulé: « De la rupture pulmonaire chez les enfants, et de l'emphysème général qui lui succède » où il insiste un peu plus sur le diagnostic, le pronostic et le traitement, et explique l'infiltration de l'air de la manière suivante: « Quelques cellules se brisent et
» forment, sous la plèvre pulmonaire, une petite cavité de
» la grosseur d'un grain de millet, d'autres se rompent sur
» un point plus ou moins rapproché ; ces petites déchirures
» se multiplient au point que le poumon en paraît criblé ;
» puis si l'air est toujours chassé avec force, tous ces petits
» épanchements grandissent, finissent par se réunir par le
» décollement de la plèvre qui les séparait, et qui se
» soulève alors sous forme de bulles plus ou moins consi-
» dérables. Les accidents peuvent se borner là et ne pas
» dépasser les limites du poumon ; tant que l'emphysème
» sous-pleural est ainsi isolé, il est impossible, je crois, de
» le reconnaître d'une manière certaine. »

Ici donc l'anatomie pathologique se précise et l'emphysème est attribué à sa véritable cause « la rupture de quelques cellules », mais il restait encore à montrer les lésions microscopiques et les modifications profondes qui surviennent au niveau de ces vésicules, dans leurs éléments consécutifs avant la rupture.

De plus, la prédisposition de l'enfant à cette complication, en raison de la très grande délicatesse de ses parois vésiculaires qui les rend moins propres à résister à la toux convulsive et aux affections pulmonaires aiguës est déjà reconnue par tous les auteurs.

A cette époque, bon nombre d'observations ont été publiées en France, et Roger en particulier présente, en 1862, (Union Médicale), un second travail dont le texte est accompagné de quelques observations. En 1880, Galliard, interne des Hôpitaux, étudie dans un autre mémoire (Arch. gén. de Méd.), l'emphysème sous-cutané dans les affections pulmo-

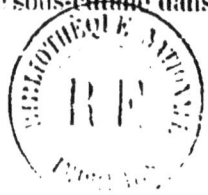

naires aiguës et relate l'histoire clinique d'un enfant de 14 ans atteint d'emphysème survenu au cours d'une tuberculose. Des 26 cas qu'il a pu réunir, il conclut qu'à l'âge de 2 ans l'emphysème se rencontre le plus fréquemment ; qu'au delà de 7 ans, il devient plus rare et qu'après 15 ans il n'est plus qu'une exception.

A l'heure actuelle son affirmation nous paraît exagérée, et, nous pouvons dire d'ores et déjà, nos recherches nous le permettent, que l'emphysème est aussi fréquent chez l'adulte que chez l'enfant.

Pendant ces derniers temps il semble, que la question de l'emphysème sous-cutané, en France, a été laissée de côté. Nous ne trouvons, en effet que quelques notes de Grancher (1886, Revue Méd.), de Huchard (1889, Soc. méd. d. Hôp.), et de Calas (th. Paris, 1893), etc. A l'étranger, au contraire, la question est à l'ordre du jour et il nous suffit de citer les noms d'Addison 1862, Steffen, Foster Evans, Muray, en Angleterre et Wittmann, Mueller, Damisch en Allemagne.

Dupratz, en 1897, est venu compliquer la question avec sa publication « Emphysème interstitiel des sous-muqueuses et sous-séreuses et sa production expérimentale ». Malgré cela et peut-être à cause de cela, l'emphysème sous-cutané nous présente encore plusieurs points à élucider.

A côté de la symptomatologie, de l'évolution, de l'anatomie pathologique qui ne laissent que bien peu à désirer, il est des chapitres qui sont obscurs, le traitement par exemple est tout à fait rudimentaire.

DISTRIBUTION ANATOMIQUE DU TISSU
CELLULAIRE

La région du médiastin est la portion de la cavité thoracique comprise entre les deux plèvres dites médiastines. Elle s'étend d'avant en arrière de la face postérieure du sternum à la colonne vertébrale, et de la fourchette sternale au diaphragme dans le sens vertical.

La présence du pédicule pulmonaire la divise en deux parties : l'une antérieure, située entre le sternum et la face antérieure du pédicule; l'autre postérieure est placée entre la face postérieure du pédicule et la colonne vertébrale. On donne à la première le nom de médiastin antérieur, et, à la seconde celui de médiastin postérieur. Cette division n'a de raison d'être qu'au niveau de la racine du poumon puisque au-dessus et au-dessous il n'existe entre le sternum et la colonne vertébrale aucune séparation qui la motive.

Le médiastin antérieur occupe un peu plus des deux tiers de l'espace qui sépare le sternum de la colonne vertébrale et grâce à l'obliquité du cœur, il se dirige en bas et à gauche et diminue d'autant la cavité de ce côté.

Il renferme en procédant d'avant en arrière : une couche de tissu cellulaire, le thymus, le tronc veineux brachio-céphalique gauche; la portion antérieure du péricarde, les vaisseaux et nerfs diaphragmatiques ; la face antérieure du cœur, l'artère pulmonaire, l'aorte, le tronc artériel brachio-cephalique et, plus profondément, les artères carotides primitives et sous-clavières gauches, la veine cave supérieure ; la face postérieure du cœur, les oreillettes, les veines cave inférieure et pulmonaires, la portion postérieure du péricarde.

La couche du tissu cellulo-adipeux se continue en bas, entre les deux faisceaux d'insertion du diaphragme à la base de l'appendice xiphoïde, avec celui qui double le péritoine, et, en haut avec celui qui, situé au cou en arrière du feuillet moyen de l'aponévrose cervicale sterno-claviculaire entoure de toute part la trachée, le corps thyroïde, le larynx.

Au-dessus du bord supérieur du muscle omo-hyoïdien, en dehors des points où ce muscle est recouvert par le sterno-cléido-mastoïdien, le tissu cellulaire se confond avec celui qui est situé entre l'aponévrose superficielle d'une part et l'aponévrose moyenne de l'autre.

Le médiastin postérieur, qui présente une direction verticale, est limité en avant par la trachée et les bronches dans son tiers supérieur, par le péricarde dans ses deux tiers inférieurs, touche en arrière la colonne vertébrale et sur les côtés la plèvre. Il renferme des organes qui se rendent dans la cavité abdominale avec leur tissu cellulo-adipeux.

Ces organes sont l'œsophage avec les deux pneumogastriques, l'aorte thoracique descendante, les artères et veines intercostales, la grande veine azygos, le canal thoracique, les ganglions lymphatiques, les nerfs splanchniques.

Le tissu cellulo-adipeux qui entoure les organes précédents, communique en haut avec le tissu cellulaire profond du cou, en bas avec celui de l'abdomen par l'intermédiaire de l'orifice du diaphragme qui livre passage à l'aorte.

Il est très facile de se rendre compte que le tissu cellulaire des deux médiastins, qui en réalité ne forment qu'une seule cavité puisqu'ils communiquent largement en haut, en bas et sur les côtés du pédicule pulmonaire, s'insinue entre le feuillet pariétal de la plèvre et la paroi costale d'une part et entre le feuillet viscéral de la plèvre et la surface du poumon de l'autre.

De plus, le tissu cellulaire qui entoure les bronches, les veines et l'artère pulmonaire, les lymphatiques et les nerfs s'insinue jusqu'aux plus petites divisions du lobule pulmonaire dont il recouvre la paroi alvéolaire. Mais le tissu d'un lobule communiquant avec celui des lobules voisins il en résulte la continuité avec celui qui recouvre la surface pulmonaire au-dessous du feuillet viscéral de la plèvre.

La couche graisseuse sous-cutanée et intermusculaire de la poitrine communique avec le tissu cellulaire sous-pleural de la paroi costale par l'intermédiaire de la gaine celluleuse des artères perforantes fournies par les intercostales, branches de l'aorte.

Enfin les vaisseaux et nerfs des membres supérieurs, ainsi que ceux des membres inférieurs, apportent avec eux le tissu cellulaire lâche qui, à l'origine, entoure les troncs plus volumineux dont ils émanent.

En faisant remarquer que le tissu cellulaire sous-cutané de tout le corps ne forme qu'une nappe plus ou moins épaisse suivant l'embonpoint individuel, nous aurons ramené tout à l'unité et nous pouvons dire que, l'air épanché en un point quelconque, peut envahir facilement le corps tout entier, si les circonstances se prêtent à sa propagation.

ETIOLOGIE

Toutes les maladies aiguës s'accompagnent d'un trouble dans la vitalité des éléments organiques, compromettent la nutrition des cellules de l'économie et par conséquent celles du poumon. D'autre part, un grand nombre de maladies de l'appareil respiratoire comme la pneumonie, la pleurésie, la bronchite capillaire empêchant le fonctionnement d'une certaine étendue de poumon, diminuent le champ de l'hématose et par cela même, gênent les échanges nutritifs; l'oxydation est alors ralentie, les produits de déchet n'étant pas éliminés sous forme d'acide carbonique par l'air expiré, une grande partie des matériaux nuisibles s'accumule dans les cellules qui deviennent moins résistantes. Débilitation de la cellule pulmonaire d'une part, effort violent d'autre part, se prêtent un fâcheux et mutuel concours pour rompre une vésicule pulmonaire et rien n'empêche par la suite qu'à l'occasion d'une quinte de toux, d'un effort, l'air ne pouvant s'échapper par les bronches, sa voie naturelle, distende les mailles du tissu cellulaire interlobulaire d'abord, sous-pleural et médiastin ensuite, et de là gagne, par continuité, le tissu cellulaire sous-cutané du cou, du thorax, des membres et de la face.

L'emphysème sous-cutané généralisé reconnaît donc chez l'enfant, dans la grande majorité des cas, les violentes quintes de toux qui se rencontrent dans le cours des maladies de l'appareil respiratoire et en première ligne nous devons placer la pneumonie. Dans cette affection le champ de l'hématose étant fortement diminué, les accès de suffocation agissent plus spécialement sur une partie restreinte du parenchyme pulmonaire, d'autant plus impressionné que les parties atteintes sont plus considérables. Il est hors de doute alors que les parties saines, étant soumises à des pressions intra-thoraciques hors de proportion, peuvent céder à un moment donné en un point quelconque et faciliter la sortie de l'air.

Plusieurs auteurs citent en première ligne comme cause déterminante de l'emphysème sous-cutané, les quintes de toux fréquentes que l'on voit dans la coqueluche. Nos recherches personnelles ne nous permettent pas de partager complètement leur opinion. A priori, on serait en effet, tenté de croire que la coqueluche est la maladie au cours de laquelle l'emphysème sous-cutané se rencontre le plus fréquemment, mais si l'on veut bien se rappeler que c'est une maladie formée de deux éléments : l'un inflammatoire, le catarrhe des bronches ; l'autre, nerveux, la quinte de toux, on comprendra bien que l'augmentation de la pression de l'air dans le poumon est également repartie sur toute la surface de l'appareil respiratoire et par conséquent plus facilement supportée malgré l'intensité des efforts.

Bien plus grave est la tuberculose aiguë, qui par le fait de l'infiltration du poumon par les tubercules, diminue de beaucoup la résistance du tissu pulmonaire et le champ de l'hématose par conséquent. Presque toujours, les ganglions situés le long de l'arbre trachéo-bronchique sont volumineux, infiltrés par la néoplasie tuberculeuse. Quelques-uns même atteignent le volume d'un petit œuf de poule, comme nous l'avons observé

sur notre sujet. De plus, la muqueuse bronchique très enflam-
mée et infiltrée de tubercules microscopiques, entretient l'irritation et provoque la toux. Au moment où celle-ci se produit
la glotte étant fermée d'une part, la trachée et les bronches
rétrécies et déformées d'autre part par l'adénopathie bronchique, l'air distend violemment les vésicules pulmonaires restées
saines et la rupture ne tarde pas à se produire. La tuberculose
est donc une cause fréquente d'emphysème généralisé ; les
statistiques de Louis et Galliard confirment notre manière de
voir.

Mais, notre étude serait manifestement insuffisante si nous
bornions là notre énumération : la broncho-pneumonie, cet
« incendie mal éteint » comme l'appelle si justement notre
maître, M. le professeur Baumel se complique fréquemment
d'emphysème sous-cutané. Rien ne manque, en effet, pour le
favoriser : toux, dyspnée intense et extrême, une ou plusieurs
localisations pulmonaires. Nous avons à noter 6 cas de ce
genre.

Viennent ensuite les maladies au cours desquelles l'emphysème sous-cutané généralisé parait être plus rare : les
affections aiguës des bronches avec ou sans perforation et les
ulcérations gangréneuses du larynx ; les unes agissant par
l'expiration prolongée et la toux, les autres par l'existence de
la perforation qui laisse à l'air toute liberté pour s'infiltrer
dans les mailles du tissu cellulaire du médiastin et de là sous
la peau.

La fièvre typhoïde a pu être incriminée trois fois : une fois
sans complications, l'emphysème alors est apparu à la suite
d'un état asphyxique. (Observation de Merklen) et deux fois
associé à la broncho-pneumonie.

Le croup (Obs. de Peyraud), l'eczéma impétigineux (Roger),
ont été signalés, eux aussi, comme pouvant se compliquer d'emphysème sous-cutané.

Les observations de Mayer, de Natalis Guillot, d'Ozanam et de Foster, montrent enfin que, la rougeole seule ou compliquée d'une autre maladie de l'appareil respiratoire, comme la coqueluche ou la pneumonie par exemple, peut présenter le terrible épiphénomène qui nous occupe.

Jusqu'ici nous venons d'énumérer les causes pathologiques, mais a côté s'en trouvent d'autres, celles-là purement mécaniques qui peuvent aboutir au même résultat. Quoique peu nombreuses, elles méritent d'attirer l'attention, ce sont la toux violente, les efforts et l'insufflation trachéale ; Vidali et Roger citent deux cas dans lesquels l'emphysème peut être rapporté à un effort. Dans le premier cas, un enfant se raidissant fortement pour se dégager des bras d'un autre enfant, est atteint brusquement d'un emphysème qui ne tarde pas à se généraliser. Dans le second, à la suite de mouvements convulsifs, on vit survenir un emphysème étendu au cou, à la face, et à la partie supérieure du thorax, Marjolin relate l'histoire d'un enfant de 22 mois, qui fut pris, soudainement, en pleine santé, d'une toux convulsive très violente. L'enfant continua à tousser les jours suivants et au cinquième, il survint un emphysème du cou et du thorax qui tint l'enfant sous la menace d'une asphyxie imminente.

Mais la toux diminua bientôt, et au huitième jour la guérison avait lieu.

L'emphysème par insufflation trachéale peut se rencontrer au moment de la naissance, lorsque l'enfant vient au monde à l'état de mort apparente. L'accoucheur ou la sage-femme qui n'ont pas su proportionner la force de leurs muscles expirateurs, peuvent facilement dépasser la limite de la résistance pulmonaire de l'enfant et déterminer, par la pression exagérée de l'air dans le poumon, la rupture de quelques alvéoles. Leroy d'Étiolles tuait très rapidement de cette manière les moutons, les lapins et les jeunes renards. Cette cause a été notée dans des cas d'emphysème sous-cutané chez les adultes travaillant sous

haute pression (plus de 3 atmosphères) et chez les emphysémateux ou phtisiques traités par l'air comprimé dont la pression barométrique équivalait à une colonne mercurielle de 20
à 30 centimètres.

Enfin, les corps étrangers, enclavés dans le larynx et les va-
peurs irritantes sont incriminés plus rarement. Louis cite le cas
d'un enfant de 7 ans, qui en jouant avec des haricots secs, en
avala un qui s'arrêta dans le larynx. L'enfant pris alors d'une
dyspnée très forte et d'une toux violente présenta deux jours
plus tard un emphysème au cou et au-dessus de la clavicule.
L'enfant mourut le soir, et à l'autopsie on trouva le haricot
dans la trachée.

Une autre cause de l'emphysème sous-cutané chez l'enfant
est l'accumulation des mucosités dans le conduit trachéo-bronchique et nous citerons à ce propos le cas que Meckel a rapporté dans ses Mémoires à l'Académie Royale de Berlin (t. VII)
et dans lequel, l'air retenu dans la cavité thoracique avait
causé la mort du sujet, en arrêtant la respiration. Cet air retenu
d'abord dans le lobe droit du poumon par une mucosité tenace
qui obstruait la portion de la trachée correspondante, brisa les
vésicules pulmonaires et se répandit dans la cavité thoracique.

Enfin, l'emphysème sous-cutané peut survenir à la suite de
lésions d'autres organes que les poumons. Les gaz qui se déve-
loppent dans les voies digestives, et distendent l'intestin, peuvent quelquefois produire des perforations de ces organes; on
a observé ce phénomène dans quelques tympanites intestinales très violentes (voir les Annales vétérinaires, Chabert et
Huzart 1792). Nous croyons que ce mode de production est
possible chez l'homme quoique nous n'ayons pas trouvé d'observations dans ce sens.

P. Frank reconnaît que les vers qui perforent le conduit
digestif, les fistules intestinales qui en résultent, peuvent également amener l'emphysème.

Quels sont maintenant les enfants qui sont plus prédisposés à cet accident? A cette question nous pouvions répondre avec Breschet, que les sujets maigres sont, plus que les autres, sujets à la pneumatose du tissu cellulaire. Les parties peu fournies en graisse sont aussi plus facilement affectées: ainsi les paupières, le cou, les côtés latéraux du thorax, la partie antérieure et supérieure de la poitrine. sont très aptes à se laisser pénétrer par l'air, tandisque les bras, les avant-bras, les cuisses, les fesses, la paroi antérieure de l'abdomen, les jambes et surtout la paume des mains et la plante des pieds résistent davantage à son introduction.

Dans le cas où l'on ne peut trouver aucune maladie qui puisse expliquer l'emphysème, nous devons nous en tenir supposer une prédisposition spéciale, une faiblesse parti du tissu pulmonaire, faiblesse justifiée par une diathèse en trale. Ainsi, les maladies dues au ralentissement de la nutrition, rhumatisme, eczéma, lithiase rénale ou biliaire, hémorrhoïdes, migraine, obésité, goutte se rencontrent chez les parents des enfants morts d'emphysème. Il se peut que le poumon présente un *locus minoris resitentiæ* dont quelques points sont prêts à se rompre au moindre effort.

Il faut donc, retenir deux points importants: 1° l'emphysème sous-cutané chez les enfants reconnaît comme cause, dans la grande majorité des cas, une maladie, un parasite ou un corps étranger soit de l'appareil respiratoire, soit du tube digestif; 2° dans les cas où cette cause ne peut être incriminée il faut faire intervenir les antécédents pathologiques des parents. Au fond, tout se réduit à une cause unique: l'emphysème sous-cutané n'est jamais primitif et ne peut être que la conséquence d'une maladie première.

TABLEAU COMPARATIF
DES
CAS D'EMPHYSÈME

NUMÉROS	NOM DE L'AUTEUR	SEXE ET AGE DU MALADE	MALADIE PATHOGÉNIQUE	TERMINAISON PAR	BIBLIOGRAPHIE
1	Hicks.	Garçon de 40 mois.	Tubere. aiguë...............	Mort.	Gaz. Médic. de Paris 1837.
2	N. Guillot.	— de 1 an.	Coquel., Tubere...........	Id.	Arch. gén. de Méd. 1853.
3	Mettenheimer.	— de 4 ans.	Tubere................	Id.	Deutsch. Klin. 1859.
4	Blache.	— de 2 ans 1/2	Tubere. pulm..............	Id.	Un. méd. 1802.
5	Roger.	— de 2 ans 1/2	Coquel., Tubere...........	Id.	Id.
6	Granchet.	Fille de 4 ans.	Tubere., aiguë.............	Id.	Rev. mens. des mal. des enf. 1896.
7	Foster.	Garçon de 15 mois.	Rougeole............	Guérison.	Brit. Méd. journal 1876.
8	Fr. Mueller.	Fille de 15 ans.	Tubere. aiguë.............	Mort.	Berl. Klin. Woch. 1888.
9	Sl. Colas.	— de 9 ans 1/2.	Tubere. aiguë.............	Id.	Thèse-Paris 1893.
10	Cœur de Roy.	— de 7 ans.	Pneum. double...........	Id.	Gaz. des Hôp. 1847.
11	Roger.	— de 2 ans.	Pneum. double...........	Id.	Rev. méd. 1853.
12	Id.	Garçon de 2 ans.	Coq., Pneumon.........	Id.	Id.
13	N. Guillot.	— de 18 mois.	Roug., Coquel., Pneum...	Id.	Arch. gén. de Méd. 1853.
14	Id.	— de 31 mois.	Coquel., Pneum.........	Id.	Id.
15	Id.	— de 10 mois.	Coquel., Muguet, Pneum.	Id.	Id.
16	Ozanam.	— de 13 ans.	Bronch. génér., Pneum lobul.	Id.	Id.
17	Id.	— de 2 ans.	Pneum. gauche, Preurésie dr...	Id.	Id.
18	Id.	— de 3 ans.	Pneum. gauche.........	Id.	Id.
19		Fille de 4 ans.	Pneumonie.............	Id.	Id.
20	Roger.	Garçon de 2 ans 1/2	Periton. tubere., Roug., Pneum.	Id.	Un. méd. 1860.
21	Id.	Fille de 2 ans 1/2.	Pneum. double...........	Guérison.	Id.
22	Ozanam.	Garçon de 3 ans.	Roug., Pneum. lobul........	Guér. double.	Arch. gén. de Méd. 1854.
23	Gaillard.	— de 14 ans.	Pneum. dr............	Guérison.	Id. 1860.
24	Huchard.	— de 2 ans.	Pneum. franche...........	Id.	Bull. soc. Méd. des Hôp. 1880.
25	N. Guillot.	Fille de 13 mois.	Roug., Pneum. (Coquel.).......	Mort.	Arch. gén. de Méd. 1853.
26	Id.	Garçon de 44 mois.	Coquel., Pneum........	Id.	Id.
27	Id.	— de 14 mois.	Coquel...............	Id.	Id.
28	Id.	— de 21 mois.	Coquel...............	Id.	Id.
29	Roger.	— de 5 ans.	(Bronch., Pleur. gauc.), Coq...	Guérison.	Id.
30	N. Guillot.	Fille de 33 mois.	Coquel., Roug., Pneum...	Mort.	Id.
31	Id.	Garçon de 1 an.	Coquel., Roug.........	Id.	Id.
32	Id.	— de 10 mois.	Pneum., Coquel........	Id.	Id.
33	Id.	Fille de 8 jours.	Coquel	Id.	Id.
34	Id.	— de 10 jours.	Coquel...............	Id.	Id.
35	Id.	— de 17 mois.	Coquel., Roug.........	Id.	Id.
36	.d.	Garçon de 4 an.	Coquel., Roug.........	Id.	Id.
37	Id.	— de 8 mois.	Coquel	Guérison.	Id.
38	Grancher.	Fille de 4 ans.	(Roug.), Broncho-pneum......	Mort.	Union méd. 1896.
39	Damisch.	Garçon de 26 mois.	Broncho-pneum..........	Id.	Deutsch medicinische Woch. 1897.
40	Touchard.	— de 18 mois.	Coq., Broncho-pneum., Tubere.	Id.	Bull. soc. anat. 1892.
41	Witman.	Fille de 2 ans.	Fièvre, (toux)............	Id.	Jafrbüch für Kinderheikunde 1785.
42	Roger.	Garçon de 5 ans.	Broncho-pneum...........	Guérison.	Revue Méd. 1853.
43	Id.	Fille de 18 mois.	Broncho-pneum. double........	Mort.	Id.
44	Id.	— de 4 ans.	Broncho-pneum..........	Id.	Id.
45	Boddant de Gand.	— de 15 ans.	Ulcér. du larinx........	Id.	Gaz. méd. de Paris 1840.
46	Roger (trad.).	Garçon de ?	Ulc. gang. à la p. post. du lar..	Id.	Arch. gén. de Méd. 1802.
47	M. Murray.	Fille de 13 mois.	Br.-pn., Ulc. delacorde voc. dr.	Id.	Lancet 1888.
48	Bouchut.	— de 4 ans.	Fièvre typhoïde.........	Id.	Traité des mal. des enf. 1867.
49	Peyraud.	Garçon de 3 ans.	Croup	Id.	Arch. gén. de Méd. 1843.
50	Roger.	Fille de 1 an.	Eczéma impé. du cuir chevelu...	Id.	Revue méd. 1853.
51	Vitry.	— de 26 mois.	Bronchite aiguë.........	Guérison.	Arch. gén. de Méd. 1827.
52	Marjolin.	Garçon de 32 mois.	Toux convuls. violente, (Coq.).	Id.	Dict. des sciences méd. 1815.
53	Vidali.	— de ?	Efforts...............	Id.	Arch. gén. de Méd. 1846.
54	Przybulsky.	— du ?	Quintes de toux...........	Id.	Comptes Ren. soc. de Vilna, 1896.

OBSERVATION PERSONNELLE

(Communiquée à la Société des Sciences Médicales de Montpellier, le 9 Décembre 1898).

Mlle B. Berthe, âgée de 7 ans, est entrée à la Clinique des maladies des enfants, service de M. le professeur Baumel, le 18 Avril 1898.

Antécédents héréditaires. — Son grand-père est mort bacillaire longtemps avant qu'elle naquit. Le père est décédé, il y a quatre ans d'un cancer de l'estomac (?), la mère est en bonne santé.

Notre malade qui est la onzième enfant de sa famille a perdu huit de ses frères ou sœurs : deux de diphtérie, un d'athrepsie à huit mois, deux de broncho-pneumonie ayant évolué en quatre à cinq jours, cinq autres de troubles gastro-intestinaux en bas âge.

Antécédents personnels. — Elle est née à terme par suite d'un accouchement tout à fait normal. Rougeole a trois ans. Ne s'enrhume pas facilement en hiver.

Son état de santé était excellent, mais délicat, jusqu'à la fin du mois de février 1898. Depuis lors l'enfant commence à tousser par quintes sèches et assez violentes à caractère coqueluchoïde.

Le 18 avril on l'examine et on trouve : une toux sèche sans crachats caractéristiques ; râles disséminés aux deux bases du poumon en arrière ; la face est congestionnée, surtout au niveau des pommettes qui sont d'un rouge violacé.

Au niveau du foyer d'auscultation de l'artère pulmonaire on entend un souffle au premier temps. Les urines ne contiennent pas de l'albumine. Vers le soir l'enfant est prise d'un frisson violent.

Le 19 avril, on trouve les mêmes râles fins aux deux bases du poumon en arrière et en plus, des râles secs crépitants. On lui applique un vésicatoire 4/4 à gauche et en arrière et on prescrit un looch (120 gr.) au benzoate de soude (1 gr.) et à la digitale (VIII gouttes de teinture).

Le 12 mai, des râles disséminés occupent toute l'étendue de la poitrine et en avant l'oreille perçoit des frottements pleuraux superficiels et un souffle à timbre métallique à deux travers de doigt au dessous du mamelon gauche. Ce souffle en apparence respiratoire tout d'abord et que l'on aurait pu attribuer à une lésion pulmonaire ou pleurale, fut considéré par la suite comme d'origine gastrique en raison de sa non persistance. Les bruits du cœur sont faibles, mais il n'y a pas de souffle appréciable aux divers orifices. A ce moment on lui prescrit un looch à la digitale et un vésicatoire lui est appliqué en avant et à la base gauche du thorax.

Le 14 mai, on ordonne une potion avec antipyrine (0 g. 50) sirop de limon 30 gr. et eau 90 gr. Sous son influence la température baisse le matin, mais deux grandes oscillations ont lieu, de 39° 4 à 36° 6.

Le 16 mai elle remonte à 39° 6. Depuis ce jour l'antipyrine ne donne plus de résultat et jusqu'au 19, le thermomètre oscille entre 39° le matin et 39° 4 le soir, puis la température s'abaisse progressivement pour arriver à 38° le 21.

L'auscultation démontre l'existence de râles nombreux en

arrière et des frottements de cuir neuf. Un vésicatoire est de nouveau appliqué au même endroit.

Le 22 et le 23 le thermomètre indique de grandes oscillations avec exacerbations vespérales de 39° 4 à 39° 9 et 37° 3 le matin. Dès ce moment l'attention de M. le professeur Baumel est très fortement attirée du côté de la rate qui est douloureuse et augmentée de volume. On donne deux cachets par jour de carbonate de gaïacol de 0 gr. 05.

Le 24 mai, le matin, on s'aperçoit que l'enfant est un peu enflée dans la partie supérieure du corps. En pressant avec les doigts sur les parties atteintes, on sent une résistance particulière, élastique, puis en appuyant un peu plus, on perçoit une crépitation particulière, analogue à celle que l'on produit en comprimant entre les deux mains une boule de neige. C'est la crépitation de l'emphysème.

L'oreille appliquée tout simplement sur le thorax perçoit une crépitation sèche en tout semblable au râle crépitant de la pneumonie, mais si l'on appuie légèrement on entend la respiration à travers cette couche d'air sous-jacente à la peau. Certaines régions étaient plus envahies par l'emphysème que d'autres ; c'est ainsi que la paroi thoracique droite, le bras droit avec l'avant-bras jusqu'au poignet, la moitié droite du cou et la joue correspondante étaient plus enflées que les parties similaires du côté opposé. Le front et le cuir chevelu étaient indemnes. En bas l'emphysème diminue progressivement pour disparaître complétement au niveau des membres inférieurs.

La petite malade est abattue, pâle et éprouve une sensation de gêne très désagréable à la gorge. La respiration est difficile. La température est à 38° 3 le soir et 37° 2 le matin ; elle tombe les jours suivants à 36°. On administre une potion avec : Acétate d'amoniaque 3 gr., rhum 20 gr., eau de fleur d'oranger 80 gr.

Le 25 mai, l'emphysème augmente, la crépitation est plus forte. Le facies s'altère profondément et la peau présente la

coloration d'un blanc d'albâtre; la voix s'affaiblit, la dysp
née est intense.

Le 28 mai la fillette succombe vers 4 heures du matin.

A l'autopsie, faite le 29, nous avons trouvé que les caractères et l'étendue de l'emphysème n'ont pas varié; la peau a la même coloration et la même crépitation à la pression. Nous enlevons le plastron sternal et constatons que le poumon, au lieu de s'affaisser comme à l'état normal, fait saillie hors de la poitrine trop étroite pour le contenir; ses bords antérieurs, au lieu d'être minces et tranchants sont épais et recouvrent largement le sac péricardique.

La plèvre présente des adhérences nombreuses qui soudent ses deux feuillets dans presque toute leur étendue mais il n'y a pas de perforations ni de liquide dans sa cavité. Là où les deux feuillets ne sont pas soudés, ils sont soulevés par des bulles d'air très volumineuses.

Les poumons très augmentés de volume sont de couleur gris foncé et parsemés de tubercules très nombreux, entourés chacun d'une zône inflammatoire. Dans leur intervalle le toucher donne une sensation molle, élastique et une crépitation fine caractéristique, que l'on trouve aussi sur les coupes pratiquées dans tous les sens.

Les tubercules étaient plus confluents vers le sommet et le bord antérieur du poumon. Lorsqu'on enlève les organes thoraciques on voit les plèvres pariétale et diaphragmatique soulevées de place en place par des bulles d'air volumineuses; elles sont en même temps parsemées de quelques tubercules. Le toucher de la plèvre pariétale donne la même sensation de velours et la même crépitation que sur le poumon.

Le tissu cellulaire du médiastin est très distendu, par des bulles d'air très grosses qui se déplacent dans le voisinage lorsqu'on les presse avec les doigts.

Les ganglions lymphatiques disposés le long du conduit

trachéo-bronchique sont excessivement volumineux. Les plus gros, comme une grosse noix, étaient caséifiés, les plus petits de volume très variables, étaient durs, résistants.

La rate nous a beaucoup frappé par son augmentation de volume et par les nombreux tubercules qu'elle présente à sa surface et à la coupe : elle en était littéralement infiltrée. Quelques uns sont déjà caséifiés.

Le foie, de grosseur normale, est légèrement gras et offre quelques rares tubercules ; leur volume ne dépasse pas celui d'une tête d'épingle.

Le rein est dur et scléreux. L'estomac simplement dilaté. Les ganglions de l'épiploon gastro-hépatique, ceux du grand épiploon et du mésentère sont très gros, du volume d'un haricot ou d'une petite noisette. Quelques uns sont mous et remplis d'une matière gris jaunâtre mal liée. Très peu de liquide dans la cavité péritonéale.

En résumé, tuberculose et emphysème, telles sont les lésions les plus importantes qui nous frappent.

ANATOMIE PATHOLOGIQUE

Quelle que soit la cause qui l'a produit, quelle que soit sa durée, si d'autres lésions de la peau ou du tissu cellulaire ne sont pas venues s'y surajouter, l'emphysème sous-cutané généralisé se présente avec les mêmes caractères sur le cadavre que sur le vivant. Quelquefois cependant il diminue un peu, mais dans la grande majorité des cas il ne perd rien, ni comme étendue, ni comme volume.

La peau garde sa coloration pâle et violacée, la crépitation persiste, l'infiltration s'étend plus ou moins loin ; elle envahit le tronc, les bras, rarement les avant-bras et la paume de la main, plus souvent le cou, la face et le cuir chevelu ; l'abdomen, la partie inférieure de la région lombaire et les membres inférieurs sont d'ordinaire indemnes. Si l'on incise les téguments sous l'eau, on voit de nombreuses bulles d'air s'échapper et venir crever à la surface ; en écartant les deux bords de l'incision, on constate très nettement que c'est dans la couche du tissu cellulaire sous-cutané que s'est fait l'épanchement gazeux ; l'infiltration a gagné de proche en proche ses mailles qui sont élargies, rompues, de là cette apparence spéciale que l'on a constatée dans plusieurs cas. M. Grancher *(Un. méd.* 1885) et Saussol *(Montp. méd.* 1881) appellent l'attention sur cet aspect du tissu cellulaire distendu par de nombreuses bulles d'air comparable à celui des animaux de boucherie lorsqu'on va pratiquer le dépeçage. Ses mailles élargies sont limitées par des tractus jaunâtres. Les muscles, au-dessous, sont normaux ; leur coloration et leur consistance n'ont pas varié. Quelquefois, cependant, on a trouvé de la crépitation dans les grands pectoraux et on a vu s'échapper quelques bulles d'air à l'immersion.

Parfois aussi on a vu sous la peau de véritables collections gazeuses que l'on peut vider par l'aspiration et à ce propos nous citerons le cas que J. Evans a publié en 1889 (Lancet) et qui a trait à un enfant âgé de 8 mois. On le soignait pour une broncho-pneumonie, lorsqu'il se développa subitement une poche énorme au-dessous de l'angle de l'omoplate. Suppo-sant qu'on avait affaire à une collection liquide, on pratiqua la ponction avec l'appareil de Dieulafoy, mais sans résultat. On ferma la plaie au collodion, et, dans les deux jours suivants l'emphysème, car il s'agissait d'un emphysème, s'étendit sur tout le tronc, le cou et la face, puis diminua et disparut com-plètement. Il n'y avait aucun signe de pneumothorax.

Si on enlève le plastron sternal avec beaucoup de précau-tions, pour éviter les déchirures artificielles, on voit la partie du poumon découverte bomber comme si elle se trouvait à l'étroit dans la cage thoracique. De nombreux soulèvements se dessinent à sa surface, surtout sur les bords antérieurs et se déplacent à la pression pour aller se former sous le feuillet viscéral de la plèvre en des points voisins.

Les poumons enlevés, on les place dans l'eau et on cherche, par le procédé de l'insufflation trachéale, la déchirure par laquelle s'est faite l'infiltration de l'air. Dans ce cas on voit de grosses bulles gazeuses se former sous la plèvre viscérale. Si ce phénomène ne se produit pas, la déchirure est plus pro-fonde et l'infiltration a probablement suivi le tissu cellulaire qui accompagne les ramifications bronchiques ou vasculaires jusqu'au médiastin et, de là, gagner le tissu cellulaire sous-cutané.

On constate, en outre, sur le poumon les lésions de la maladie première au cours de laquelle l'emphysème est apparu. Ce sont celles de la pneumonie, de la broncho-pneumonie, de la bronchite capillaire, de la tuberculose, etc., etc. A l'autopsie de notre sujet, par exemple, nous avons été frappés du nombre considérable de tubercules qui recouvraient la surface de l'organe.

La plèvre costale est soulevée par place par de bulles d'air et présente la crépitation et la sensation veloutée caractéristique.

Les médiastins, et principalement l'antérieur, sont énormes: le tissu cellulaire qu'ils contiennent est envahi par l'infiltration gazeuse à ce point qu'on peut le comparer au tissu d'une épouge.

Très souvent, les ganglions situés le long du conduit trachéo-bronchique sont tuméfiés, et, dans le cas de tuberculose généralisée, on les trouve dégénérés, caséeux. Sur notre sujet ils étaient tellement volumineux que les bronches et la trachée étaient complètement déformées, aplaties, ici dans un sens, là dans un autre, ce qui explique bien les désordres respiratoires.

La surface intérieure des bronches présente sa coloration normale ou bien leur muqueuse est rouge et tuméfiée, suivant qu'elles ont participé ou non à l'inflammation du poumon. Quelquefois, on trouve des ulcérations, de petites perforations siégeant sur un point quelconque des bronches (obs. Mettenheimer) ou du larynx (Boddant de Grand, Murray) faisant communiquer leur intérieur avec le tissu cellulaire lâche environnant. Est-il besoin de dire avec quelle facilité l'air peut alors filer à chaque mouvement respiratoire, du conduit trachéo-bronchique dans cette masse cellulaire.

Nous ne nous sommes occupés jusqu'ici que des lésions ma-
croscopiques, mais il en existe d'autres, microscopiques dans
le tissu cellulaire et le parenchyme pulmonaire.

Lorsqu'on examine un emphysème récent, on voit que l'air,
cloisonné de mille manière, n'a encore envahi, comme nous
l'avons dit, aucun autre tissu que le tissu conjonctif lâche,
sous-cutané ou intermusculaire, suivant les cas. Il n'a en
aucune façon modifié l'aspect, ni les relations des formations
du tissu connectif modelé : aponévroses, tendons, fascias inter-
musculaires. Il ne s'est pas davantage insinué dans les lames
conjonctives formant la charpente intérieure des organes. On
ne trouve pas de bulles d'emphysème dans les travées inter-
lobaires du poumon, même chez le bœuf et le veau où ces
espaces sont facilement développables par piqûre et insufflation directe. C'est donc le tissu cellulaire lâche, sous-cutané,
péri-viscéral et sous-séreux qui est le siège de la lésion.

Des travaux de Conrad Kloesi (in Arch. f. path. an. u. phys.
civ., Helf 2) qui produit l'emphysème chez les lapins par le
procédé de Bayer, en provoquant un pneumothorax, et des
recherches, faites par Kloesner (An. Untersachunger die engest-
chung des vesiculareur emphysème) il résulte que l'épithélium
alvéolaire du poumon est le premier atteint : les cellules se
disjoignent, deviennent granuleuses, puis tombent dans
l'alvéole, laissant à nu le tissu fibro-élastique lâche qui sou-
tient à la fois l'épithélium alvéolaire et l'endothélium vasculaire. Les cellules conjonctives de ce tissu s'altèrent et ensuite
disparaissent avant le recroquevillement des fibres élastiques ;
les capillaires s'étirent, la circulation s'y ralentit pour cesser
bientôt ; enfin, il y a rupture. Cette circonstance explique la
teinte pâle qu'on observe sur les points les plus envahis par
l'emphysème et notamment les bords antérieurs et les sommets
du poumon.

Les efforts violent de toux, selon Kloesi, agissent sur la

substance cimentaire intermédiaire qu'ils déchirent ; les cellules n'étant plus soutenues tomberaient alors dans l'alvéole et la
rupture de cette dernière serait facile à expliquer par les
grands efforts d'expiration et d'inspiration qui accompagnent
les maladies de l'appareil respiratoire.

Souvent on ne constate pas de déchirure : il est probable
alors qu'elle a été oblitérée par la soudure ou la prolifération
de quelques éléments cellulaires après formation complète de
l'emphysème.

On trouve encore, très rarement il est vrai, à part les bulles
d'air contenues dans les mailles distendues du tissu cellulaire,
d'autres lésions telles que des vésicules remplies d'air et de
pus, ailleurs, d'air, de pus et de sang à la fois (obs. de
N. Guillot), reconnaissant pour cause une rupture vasculaire.
Dupuytren dut les rencontrer dans les cas d'emphysème septique d'origine gangrèneuse.

De l'étude anatomo-pathologique de l'emphysème sous-
cutané généralisé, il résulte qu'il existe des lésions, non
seulement dans le tissu cellulaire sous-cutané, mais aussi, sous
la plèvre pulmonaire et thoracique ; dans le médiastin, autour
des bronches, des artères, veines et lymphatiques — partout
en un mot, où il y a de tissu cellulaire lâche. Il semblerait, par
conséquent, que la dénomination d'*emphysème du tissu cellulaire lâche généralisé*, indiquant mieux les lésions produites,
serait plus juste et devrait être substituée à celle d'« emphysème
da tissu cellulaire sous-cutané. »

———

PATHOGÉNIE

Il est inutile à notre avis de rappeler la divergence des opinions au sujet de la production de l'emphysème sous-cutané.

Le peu de travaux qui existent sur cette matière présentent entre eux des divergences considérables : quelques uns affirment, d'autres moins nombreux nient que la toux par exemple est une cause d'emphysème.

La lecture des observations que nous avons entre les mains nous prouve que le passage de l'air dans le tissu cellulaire sous-cutané se fait à la faveur d'une rupture dont le siège varie soit sur le conduit trachéo-bronchique, soit sur le poumon, soit enfin sur les parois du tube digestif.

Lorsque c'est le larynx, la trachée ou les bronches qui sont ulcérées et perforés, le mécanisme suivant lequel se produit l'emphysème est d'une simplicité extraordinaire : l'air passe par cette ouverture directement du conduit trachéo-bronchique dans les mailles du tissu cellulaire qu'il distend à chaque mouvement respiratoire. M. Rostan, dans une très intéressante observation a décrit une cavité particulière située au-dessous de la bifurcation de la trachée, entre les deux grosses bronches. Cette cavité, formée en avant par une membrane fibreuse gris-rougeâtre, limitée en haut et sur les côtés par la bifurcation de la trachée et les bronches, en bas par un gros ganglion bronchique, communique par des pertuis, d'une part avec les bronches et l'œsophage, et d'autre part avec le tissu cellulaire environnant. Ici donc, l'air sorti des bronches pendant les mouvements réspiratoires, pour peu que la respiration fût gênée dans les voies aériennes situées au-dessus et sous l'influence de l'augmentation de la pression intrathoracique a distendu la cavité artificielle d'abord, les mailles du tissu cellulaire lâche avoisinant ensuite et cette distension s'est faite de proche en proche, par continuité le tissu jusque sous la peau.

Lorsque le poumon est en cause, la rupture siège de préférence au sommet ou au niveau des bords antérieurs de l'organe. Son insufflation sous l'eau permet de localiser, dans la plupart des cas la rupture en voyant l'air s'échapper en bulles d'un point quelconque. Dans certains cas on ne la trouve pas, elle a cependant existé puisque l'examen minutieux du conduit trachéo-bronchique n'a rien présenté de caractéristique; il est probable alors qu'elle a eu le temps de se cicatriser.

Un point admis par tous les auteurs, noté dans toutes les observations publiées jusqu'ici, c'est que l'air passe dans le tissu cellulaire à l'occasion d'un effort que fait le malade à la suite d'une violente quinte de toux ou d'un accès de suffocation par exemple. Héron distingue deux mécanismes de production de l'emphysème chez les tuberculeux : le plus souvent, la perforation pulmonaire arrive par les progrès du processus ulcéreux : il se produit alors un pneumothorax, complication fréquente chez les phtisiques ; mais si des adhérences se sont au préalable établies entre les deux feuillets de la plèvre, l'ulcération tuberculeuse marchant de dedans en dehors viendra s'ouvrir non plus dans la cavité pleurale mais dans le tissu cellulaire extérieur à la plèvre et très souvent dans le médiastin.

Dans les affections autres que la tuberculose, c'est la pression gazeuse, considérablement augmentée dans l'arbre aérien qui produit l'emphysème sous-cutané par déchirure ou éclatement alvéolaire. Cette condition se trouve réalisée pendant les efforts expiratoires et sous l'influence des secousses rapides et saccadées de la toux. L'air pénètre alors dans les espaces interlobulaires et dans le tissu cellulaire du médiastin. (Observ. de MM. Guillot et Roger).

La rupture des vésicules pulmonaires produite, il faut pour avoir de l'emphysème que la pression de l'air s'exagère au niveau de la rupture.

C'est ce qui se fait pendant les mouvements respiratoires : l'air chemine alors le long des vaisseaux, des bronches, en suivant les espaces conjonctivo-vasculaires et lymphatiques ; il gagne le hile du poumon, le médiastin, la base du cou et se répand finalement sur tous les point. du corps fournis en tissu cellulaire lâche. Si la vésicule rompue est superficielle, l'air s'épanche dans le tissu sous-pleural et de là se rend au hile du poumon.

Au cours de la coqueluche et du croup, le poumon est également soumis à des pressions négatives et positives très considérables qui peuvent amener la rupture des vésicules mais il faut pour cela un certain rapport entre les forces inspiratrices et expiratrices d'une part, l'élasticité et la résistance du tissu pulmonaire de l'autre. Or, la prédisposition particulière de l'enfant pour l'emphysème est due précisément à la fragilité de ce tissu.

La pression intérieure du poumon dépend uniquement de l'énergie totale des muscles inspirateurs et des muscles expirateurs.

Elle est, on le conçoit bien, d'autant plus élevée que l'enfant est doué d'une musculature plus puissante. Des observations

nous ont montré qu'il en est ainsi chez la plupart des enfants
atteints d'emphysème sous-cutané : ils étaient forts et vigoureux.

Cervello, qui a fait dans ce sens de fort belles expériences
sur des chiens dont il suturait ou obstruait les narines avec
des tampons d'ouate, il est arrivé à produire des lésions
pulmonaires aiguës portant surtout sur les bords antérieurs
du poumon.

L'emphysème sous-cutané qui se produit au cours d'une
fièvre typhoïde reconnaît la même origine : la fièvre typhoïde,
en effet, se complique souvent d'une affection de l'appareil
respiratoire comme la broncho-pneumonie par exemple. La
rupture des alvéoles pulmonaires est alors favorisée, d'après
Merklen, par la diminution de la vitalité du tissu qui ne lui
permet pas de résister à la pression exagérée existante en
certaines parties du poumon, conséquence de l'hépatisation
des autres.

La pression intra-thoracique est non seulement accrue
normalement au moment de l'expiration mais encore, elle
s'exagère chez les enfants à l'occasion d'une maladie de
l'appareil respiratoire à cause de l'étroitesse de la glotte.
Dans ce dernier cas l'hématose se fait mal puisque une partie
du poumon atteinte soit de pneumonie, soit de broncho-
pneumonie ou de tuberculose, ne peut remplir ses fonctions
anormales et que la partie saine doit la suppléer ; les vésicules
de ce côté devront donc se dilater davantage. Cette dilatation
est d'autant plus grande que l'hématose se faisant mal il y a
accumulation d'acide carbonique dans le sang : ce sang va
exciter les centres respiratoires du bulbe et produire la
dyspnée, c'est-à-dire l'accélération plus ou moins convulsive
des mouvements de la respiration. Cette dyspnée est encore
favorisée par la stase sanguine qui accompagne les maladies
du poumon. Déjà, par conséquent, la distension exagérée des

vésicules pulmonaires suffirait pour expliquer la rupture ; d'autres circonstances viennent encore augmenter cette prédisposition. Tous les états morbides ont, en effet, pour résultat un affaiblissement de la résistance des éléments primitifs de l'organisme, c'est-à-dire des cellules en général, ce qui peut se résumer dans la loi suivante : les cellules d'un organe sont d'autant plus débilitées que les lésions anatomiques siègent plus près de cet organe ; la débilitation arrive à son maximum lorsque les lésions anatomiques qui la produisent siègent dans cet organe lui-même.

Avons-nous besoin d'appuyer cette loi par des exemples lorsque la clinique journalière nous en fournit d'innombrables se rapportant à tous les systèmes, à tous les appareils de l'économie.

Que la rupture se fasse par une large ouverture ou des déchirures imperceptibles, ce qui est le cas le plus fréquent, le résultat est toujours le même. L'air distend les mailles du tissu cellulaire situé sous le feuillet pulmonaire de la plèvre et y forme une petite cavité de la grosseur d'un grain de millet. La toux continuant, cet air s'étend de proche en proche dans tout le tissu cellulaire situé à la surface du poumon, envahit celui qui est situé entre les côtes et le feuillet pariétal de la plèvre, enfin, celui du médiastin et du cou pour arriver, en dernier lieu, sous la peau.

La plèvre costale et la plèvre pulmonaire refoulées l'une et l'autre par la distension du tissu cellulaire situé au-dessous d'elles, compriment plus ou moins fortement le poumon, tendent à diminuer sa capacité et à augmenter, par conséquent, sa tension. Cette dernière aide puissamment à la propagation gazeuse.

Tout cela se fait sans la moindre pénétration dans la cavité pleurale, et, quoique l'emphysème du tissu cellulaire sous pleural se révèle par les mêmes symptômes que le pneumothorax, la marche des accidents dans le premier cas est bien différente, l'air contournant la plèvre dans tous les sens sans jamais y pénétrer.

Si la cause première continue d'agir, l'air rencontre les gaines vasculaires du poumon à tissu lâche, moins résistant que celui du poumon lui-même et s'y glisse facilement. Ozanam rapporte une observation dans ce sens. *(Arch. g. de Méd. 1894).*

Dans les gaines celluleuses, l'air rencontre l'origine des bronches, suit leur direction, s'infiltre derrière la trachée et sort ainsi du médiastin.

En résumé, lorsque la déchirure est superficielle, la propagation se fait par l'intermédiaire du tissu cellulaire sous-pleural; lorsqu'elle est profonde c'est le tissu conjonctif lâche des gaines vasculaires bronchiques qui est envahi le premier.

Quant au résultat final, il est toujours le même : si la cause première persiste c'est l'infiltration par l'air de tout le tissu cellulaire de l'économie.

Il nous reste à expliquer comment les bulles emphysémateuses deviennent parfois le siège d'épanchements sanguins ou purulents, épanchements qui se rencontrent bien souvent chez les nouveau-nés (obs. de M. Guillot). Pour cela il nous suffira de rappeler que le tissu cellulaire des enfants est très délicat, que les déchirures dont il est le siège, le décollement de la plèvre, etc., déterminent la rupture de quelques petits vaisseaux dont le sang se déverse dans les mailles distendues. Ces foyers sanguins peuvent se resorber par la suite ou subir la transformation purulente suivant que l'air environnant est aseptique ou septique.

SYMPTOMES

Nous avons vu ailleurs que l'air peut infiltrer les mailles du tissu cellulaire sous pleuro-pulmonaire ou le tissu interstitiel du poumon lui-même, les mailles du tissu cellulaire du médiastin et sous-pleuro-costal dans une phase plus avancée, et enfin, le tissu cellulaire sous cutané lorsque la cause première, toux ou efforts, a continué d'agir.

Il y a donc trois degrés dans le développement de l'emphysème sous-cutané, et à chacun d'eux, correspondent des symptômes particuliers qui ne permettent pas toujours cependant, de déceler sa localisation intra ou extra-thoracique. Cette division a déjà été essayée par N. Guillot qui, dans un mémoire très intéressant, étudie (Arch. gén. de Méd. 1853) trois séries d'observations correspondant chacune à une localisation bien nette de l'air à l'intérieur ou à l'extérieur. Nous conserverons cet ordre et tâcherons de mettre en lumière tous les symptô- qui peuvent nous permettre de reconnaître l'emphysème, soit au début, soit à la phase de généralisation.

Et d'abord, pouvons-nous soupçonner, chez un enfant, atteint d'une maladie de l'appareil respiratoire, la possibilité d'un emphysème prochain? Bien qu'on n'ait pu encore répondre à cette question, d'une manière satisfaisante. il résulte de l'étude approfondie à laquelle nous nous sommes livrés et des observations déjà publiées, que les symptômes principaux, sont l'accroissement brusque ou progressif de la toux et de la dyspmée chez le petit malade, relativement calme jusque-là. Nul doute que ce symptôme ne devienne inutile dans une maladie dont il fait habituellement partie, par exemple la pneumonie aux périodes d'engouement ou d'hépatisaton, le choléra à sa deuxième période, etc. Dans la majorité des cas, cependant, lorsqu'on verra la toux devenir plus fréquente, plus pénible ; la dyspnée plus intense, on devra penser à l'emphysème et se comporter en conséquence.

L'emphysème encore limité au poumon ou au médiastin ne donne lieu à peu près à aucun symptôme important : une gêne respiratoire plus grande, due à la compression des lobules pulmonaires par l'air épanché entre eux, ou entre la surface pulmonaire et le feuillet viscéral de la plèvre qui la recouvre, et empêche les alvéoles d'acquérir leur volume naturel à la fin de chaque inspiration, une augmentation de la sonorité-thoracique, tels sont à peu près les symptômes sérieux. Quelquefois la localisation médiastine peut donner lieu à une sonorité au niveau de la région précordiale et l'oreille peut percevoir la crépitation caractéristique de l'emphysème au moment de la systole cardiaque à cause du choc que fait subir le cœur au tissu cellulaire infiltré d'air du médiastin. Muller prétend qu'il n'existe aucun autre symptôme. La dyspnée fait défaut ; cela tient à ce que le gaz cherche toujours à se propager de proche en proche jusqu'au tissu cellulaire sous-cutané. La dysphagie n'a pas été constatée pour la même raison ; le bol alimentaire en traversant le conduit œsophagien presse iniformément sur toutes les parois qui se distendent pour lui livrer passage ; la pression est alors augmentée aux points correspondants du tissu cellulaire environnant et l'air se glisse dans les mailles voisines, non encore distendues, pour sortir ainsi de la cavité thoracique. Le

conduit trachéo bronchique étant constitué par une tunique
externe, fibreuse et élastique dans l'épaisseur de laquelle se dé-
veloppent des anneaux incomplets de cartilage hyalin et à laquelle se trouve annexée, à sa dartie postérieure seulement,
une couche de fileres musculaires lisses à direction transver-
sale, ne subit pas de modifications importantes de la part du
tissu cellulaire, lâche, infiltré qui l'entoure. Ce qui modifie sa
forme se sont plutôt les ganglions engorgés et dégénérés qui
longent ce conduit. Enfin, il n'est point nécessaire de faire remarquer qu'un cœur dont la vigueur et la musculature sont
intactes, n'epprouvera aucune gêne de l'emphysème et ne mo-
difiera en aucune façón son symptôme habituel ; ainsi l'amplitude du pouls ne varie-t-elle pas.

Il ressort de ce rapide aperçu que le jeu des organes thoraciques favorise la propagation de l'air de proche en proche
jusqu'au tissu cellulaire sous-cutané qu'il envahit en dernier
lieu. L'emphysème une fois stationnaire, on peut se demander
quelles en sont les limites. A cette question il est bien difficile
de répondre avec précision, l'étendue de l'infiltration cellulaire
étant variable. Quoiqu'il en soit le tissu cellulaire sous-cutané
tout entier peut être envahi, le petit malade ressemble alors à
une « poupée en baudruche soufflée » comme l'a justement
observé Damich. Le cou peut doubler de volume et se confondre alors en bas avec le thorax, en haut avec la tête ; les joues
énormes ressembleut à deux balles élastiques placées d'un côté
et de l'autre de la pyramide nasale, qui, elle, contenant beaucoup moins de tissu cellulaire, comme les oreilles d'ailleurs,
conserve encore en partie sa forme primitive. Les lèvres, le
menton, les paupières, subissent des développements considérables. Ce gonflement des paupières a souvent amené l'occlu-
sion complète des yeux et Damisch, sur l'enfant, et Saussol,
chez l'adulte, disent avoir observé de véritables chémosis aériens
produits par l'infiltration gazeuse dans le tissu sous conjoncti-

val, chémosis qui déterminaient la hernie de la conjontive entre les paupières globuleuses. Le thorax peut subir les mêmes modifications et acquérir des dimensions démesurées ; la région antérieure est plus gonflée que la postérieure, la partie supérieure plus que l'inférieure. Les bras, les avant-bras sont aussi doublés de volume. Le scrotum et les membres inférieurs sont plus rarement envahis, probablement parce que la mort enlève prématurément le malade. En ce qui concerne l'infiltration de la paume des mains et de la plante des pieds, toutes les observations sont muettes à ce sujet et cela s'explique facilement par la constitution anatomique du tissu cellulaire à ce niveau.

La peau qui recouvre les tissus emphysémateux est d'une teinte blanc-bleuâtre, résultat de la gêne circulatoire produite par la compression des vaisseaux. La cyanose est surtout marquée aux lèvres et aux extrémités, les mains et pieds sont plus froids qu'à l'ordinaire ; cela tient à ce que la peau se trouvant fortement distendue, la surface de la déperdition calorique est plus grande. Quelquefois, on voit de véritables poches gazeuses se former en un endroit quelconque et la peau se trouver alors complètement décollée. Ces poches aériennes ont été de la part d'Ozanam l'objet d'études très remarquables. D'après les analyses qu'il a faites il résulte qu'il a trouvé plus d'Azote que dans l'air atmosphérique, jusqu'à 90 environ pour 100 ; l'acide carbonique était en plus grande quantité : l'oxygène en faible proportion ; l'hydrogène sulfuré a été constaté mais plus rarement. M. Grancher (Un. Méd. 1886.) rapproche cette analyse de celle du contenu gazeux du pneumothorax fermé. Cette différence de la composition de l'air atmosphérique et de l'air contenu tient à l'affinité de nos cellules pour l'oxygène.

Le toucher pratiqué sur la peau, lisse et polie, donne une sensation de duvet. La pression légère donne une crépitation fine, caractéristique, comparable à celle qu'on obtient en pres-

sant une poignée de neige. Cette crépitation est parfois percep-
tible même à une certaine distance comme chez notre malade ;
elle est due au déplacement des bulles gazeuses qui, chassées
sous la main s'insinuent dans les mailles voisines. C'est là le
symptôme pathognomonique de l'emphysème sous cutané ; il
manque cependant en quelques circonstances ou bien est tellement atténué qu'il est bien difficile de porter un diagnostic ab-
solument certain. Cela arrive surtout lorsque le tissu cellulaire
est tellement distendu que ses mailles ont été déchirées, l'air
alors est contenu dans une véritable poche située soit au milieu
de l'épaisseur du tissu cellulaire, soit entre celui-ci et la peau,
complètement décollée. L'absence de petites bulles gazeuzes
explique l'absence de crépitation. C'est le même phénomène
qu'on obtient en comprimant avec les doigts une balle élastique
remplie d'air ; on a seulement la sensation d'élasticité. Enfin
une compression plus forte, intéressant les parties les plus profondes du tissu cellulaire qui recouvre immédiatement les parties thoraciques peut produire la crépitation. Cette dernière
existe donc dans tous les degrés de l'emphysème, superficielle
dans l'infiltration légère et moyenne, profonde dans l'infiltration plus accentuée, la superficielle étant remplacée par une
sensation de mollesse élastique. Nous insistons beaucoup sur
cette particularité qui évitera en beaucoup de circonstances les
erreurs de diagnostic.

A côté de ces symptômes physiques constants, il en est d'autres, purement fonctionnels qui ont aussi une valeur séméiolo-
gique mais de plus faible importance. Nous avons déjà men-
tionné la dyspnée et la toux, nous ajouterons la somnolence. Ce
phénomène, relevé dans plusieurs observations semble être d'origine centrale et provenir d'une congestion passive de l'encé-
phale, due à l'œdème que provoque la circulation périphérique
défectueuse. Cependant, comme nous l'avons déjà fait remar-

quer, nous n'attachons pas grande importance à ce dernier signe qui peut être souvent le résultat de la maladie primitive elle-même.

Au total, le seul symptôme manifeste et que nous devons retenir est la crépitation neigeuse.

———

DIAGNOSTIC

Pour la commodité de la description nous étudierons les signes qui servent à diagnostiquer l'emphysème d'abord dans le thorax, puis généralisé au tissu cellulaire sous-cutané; nous essaierons ensuite de montrer comment on peut séparer l'emphysème d'origine médicale de l'emphysème sous-cutané d'une autre nature ; en troisième lieu nous mettrons en lumière les affections qui peuvent être confondues avec l'emphysème lorsqu'il y a des signes accidentels communs.

L'emphysème est généralisé au tissu cellulaire sous-cutané, quels sont les symptômes qui pourront le faire reconnaître? Nous les avons déjà étudiés au chapitre de la symptomatologie et avons vu la simplicité du diagnostic. Une tuméfaction de volume et d'étendue très variable, se développant avec plus ou moins de rapidité, sans autre altération de la peau qu'un peu de tension; une sensibilité normale, le plus souvent émoussée, plus rarement exagérée, une légère gêne, que les organes éprouvent dans l'exercice de leurs fonctions comme par exemple le déploiement d'un membre, la contraction totale d'un muscle, le développement complet du poumon; la conservation de l'amplitude normale des contractions du cœur, etc.; une voix un peu nasillarde, obscure; une respiration un peu courte, haletante, une déglutition plus ou moins gênée, tels sont les symptômes de l'infiltration aérienne prochaine du tissu cellulaire sous-cutané. On peut en dire autant des menaces d'asphyxie, mais, le grand signe, celui qui ne laisse place à aucun doute, c'est la crépitation caractéristique perçue à la pression.

Que la collection gazeuse soit peu ou très abondante, elle existe toujours : superficielle dans le premier cas, plus profonde dans l'autre, nous avons expliqué pourquoi. Lorsqu'elle existe on ne doit plus douter, c'est l'emphysème, car aucune autre affection ne peut lui donner naissance.

Une fois le mot emphysème prononcé, il faut remonter à la cause et résoudre le problème suivant : s'agit-il d'un emphysème médical ou d'un emphysème chirurgical? L'interrogatoire du malade et son examen direct nous montreront s'il existe une affection grave, aiguë ou chronique au cours de laquelle l'emphysème est survenu. D'autre part les commémoratifs nous renseigneront sur une fracture des côtes qui a pu passer inaperçue si elle n'est pas accompagnée d'une plaie extérieure portant sur les parties molles du thorax ou une plaie pénétrante portant sur ces dernières et le poumon tout à la fois.

Dans ce dernier cas l'emphysème est tout à fait subordonné à la plaie ou à la fracture de la côte qui a déchiré le tissu pulmonaire et a permis à l'air de s'extravaser du poumon dans la cavité pleurale d'abord, dans le tissu cellulaire sous-pleural et sous-cutané ensuite. De plus, dans ce dernier cas l'emphysème est plus marqué au voisinage de la plaie ou de la fracture et il s'atténue au fur et à mesure que l'on s'éloigne du point lésé. Rarement l'air s'infiltre entre les lobules pulmonaires à cause des caillots sanguins qui circonscrivent la plaie.

Peut-on confondre l'emphysème avec d'autres affections chirurgicales? Le pneumatocèle du crâne qui est sonore à la percussion, lisse et élastique pourrait en imposer pour un emphysème sous-cutané du cuir chevelu qui conserve son aspect normal. Cette tumeur, elle aussi, apparait spontanément, sans coup ou chute ; elle renferme de l'air et son point de départ est le sinus frontal ou les cellules mastoïdiennes, cavités renfermant normalement de l'air. Sous une influence morbide, ces cavités s'étendent au-delà de leurs limites naturelles ; les espaces aréolaires du diploé s'agrandissent, la table externe de l'os se résorbe et l'air s'épanche au-dessous de l'épicrâne qu'il décolle. C'est donc un emphysème du tissu osseux et du tissu sous-périostique localisé seulement dans les limites de l'épicrâne et ne s'étendant nullement au-delà, tandis que l'emphysème sous-cutané médical se propage de bas en haut ; le cou et la partie supérieure du thorax étant les premiers atteints, le cuir chevelu plus tardivement.

Le noma ou gangrène de la bouche, spécial aux enfants affaiblis par une rougeole, une longue coqueluche, etc., pourrait être confondu avec l'emphysème, surtout la forme gangréneuse qui commence non par l'ulcération de la muqueuse, mais par un gonflement, progressant jusqu'à la mortification des tissus, avec engorgement des ganglions sous-maxillaires. Le diagnostic sera facile à faire par la consistance de la tumeur qui est dure comme une pierre, tandis que dans l'emphysème elle est élastique, fluctuante, ne s'accompagnant pas d'engorgement ganglionnaire. De plus, l'emphysème offre une transparence qui manque complètement dans la gangrène.

Les abcès chauds ou froids du cou, les kystes, sont des affections qui prêtent rarement à la confusion, tant leur reconnaissance est facile. Quelquefois cependant lorsque le tissu cellulaire renferme un air septique, celui-ci peut provoquer une irritation des parties qui l'entourent et déterminer leur inflammation ; les téguments deviennent chauds et empâtés. Le diagnostic peut hésiter entre l'emphysème et un phlégmon ; il présente quelquefois des difficultés très grandes lorsqu'on se trouve en présence d'un enfant dont l'emphysème sur les autres points du corps a disparu. Les commémoratifs viendront en aide et on se rappellera la marche et l'évolution du phlegmon : il y a dans ce dernier cas une piqûre, une plaie, une excoriation qui est le point de départ de l'inflammation lymphatique. C'est toujours la chaleur, la rougeur, l'empâtement ensuite, qui ont apparu dans un délai très variable ; il n'y a pas eu de crépitation neigeuse.

L'emphysème putride est le résultat de l'activité propre d'organismes parasitaires qui, à l'inverse de celui que nous étudions comme complication d'une maladie pulmonaire, se produisant à la suite d'une rupture alvéolaire, est un emphysème purement microbien ; il se produit sur le cadavre ou sur le vivant lorsqu'il y a des parties nécrosées, comme par exemple dans la gangrène humide due aux oblitérations des veines sans anastomoses et par suite, arrêt de la circulation. Quoiqu'il n'y ait pas de réaction de la part des éléments organiques dans lesquels il siège, le diagnostic se fera facilement en se rappelant que dans ce dernier cas on trouvera les éléments nécessaires dans les parties cadavérisées où l'emphysème s'est développé, tandis que l'emphysème par déchirure pulmonaire distend les mailles du tissu cellulaire, soulève et tend la peau mais n'y détermine aucune altération pathologique.

L'emphysème par diffusion ou de voisinage s'accompagne toujours d'œdème et se développe à la suite d'un foyer purulent dans le tissu cellulaire périviscéral, au voisinage ou même à une certaine distance du tube digestif. Comme exemple nous citerons les abcès péricæcaux ou périnéphrétiques. Le diagnostic de la cause est alors facile à faire parce que ces deux localisations de l'inflammation s'accompagnent de symptômes propres à chacune d'elles qui ne permettent pas le doute.

L'emphysème par dégagement ou emphysème gazeux proprement dit, dont le type le plus net est la gangrène gazeuse

humide ou érysipèle bronzé des anciens auteurs est constitué
par l'infiltration du tissu connectif par un œdème dur, translu-
cide ; le dégagement des gaz est spontané et consécutif à une
fermentation. Le diagnostic se fera par la lésion qui l'accompagne et par l'odeur fétide caractéristique, par l'absence d'emphysème sur les autres parties du corps, par l'intégrité de
l'appareil respiratoire.

Ensuite on fera le diagnostic différentiel avec l'emphysème
par insufflation qui, limité au crâne reconnait pour cause soit
une fracture des sinus frontaux ou des cellules mastoïdiennes,
soit une perforation pathologique de ces cavités (Grabinsky,
tumeurs gazeuses du crâne, th. Montpellier, 1869). Cet emphysème est bridé par les insertions musculaires et augmente
chaque fois que le malade se mouche. La sonorité et la crépitation sont perçues seulement dans les régions pariétales, en
un mot l'air suit la même direction que le sang en cas de fis-
sure pour former l'ecchymose. A la face, l'emphysème isolé
des paupières est très fréquent à la suite d'une fracture portant sur les os propres du nez.

L'emphysème palpébral est ordinairement consécutif à la
perforation de l'unguis dans l'opération de Foltz, lorsqu'on
oublie de recommander au malade de ne pas se moucher.

L'emphysème du cou peut reconnaitre pour cause une plaie
insignifiante située dans l'intérieur de la cavité buccale. Dans
London médical Journal est rapportée l'histoire d'un individu
qui pendant son repas fut atteint d'un emphysème de la région
massétérine, et Conqeut (th. Monipellier, 1855) raconte qu'un
forçat s'était insufflé la joue en pratiquant une petite solution
de continuité de la muqueuse buccale.

Une trop forte dilatation du canal de Sténon peut donner naissance à un emphysème parotidien. Pour éviter toute erreur de
diagnostic il s'agit de se rappeler que cet accident est surtout
fréquent chez les verriers qui soufflent violemment pour fabri-

quer les bouteilles. De plus, la tumeur aérienne ainsi produite se réduit avec une extrème facilité, ce qui n'est pas le cas pour l'emphysème survenant au cours d'une maladie de l'appareil respiratoire. Cet accident peut es rencontrer chez l'enfant lorsqu'il s'amuse à souffler dans un instrument à vent par exemple; ceci même suffira pour nous couvaincre qu'il s'agit là d'une cause chirurgicale et non médicale.

Au cou, l'emphysème sera toujours consécutif, à une fracture du larynx due à une strangulation incomplète au cours d'une rixe entre deux enfants par exemple. La trachéotomie pratiquée au cours du croup pour remédier à l'asphyxie lorsque l'incision des parties molles a été insignifiante ou a manqué de parallélisme peut être suivie d'emphysème; mais alors, il s'agit de se rappeler ces circonstances pour se convaincre qu'il ne s'agit pas là d'un emphysème médical.

Dans l'aisselle, que l'on a l'habitude de comparer à une pompe aspirante, l'emphysème peut se produire à la faveur d'une solution de continuité et par ce fait même l'idée d'un emphysème médical est écartée.

Lorsque l'emphysème est étendu au tissu cellulaire du dos et de la poitrine, chaque mouvement de dilataion thoracique au moment de l'inspiration comprime l'air qui s'y trouve épanché, change de place. de proche en proche, pour sortir de cette région et y revient au moment de l'expiration où le tissu cellulaire est décomprimé. Ce mouvement de compression et de décompression produit une crépitation perçue seulement à l'inspiration qui ressemblerait, à s'y méprendre, au râle crépitant de la pneumonie si on ne connaissait pas d'avance l'existence de l'emphysème (Ozanam). Mais, lorsqu'on applique l'oreille contre la poitrine, on s'aperçoit que :

a) Cette crépitation est plus forte, plus superficielle et très voisine de l'oreille puisqu'elle se passe dans le tissu cellulaire, tandis que le râle crépitant de la pneumonie est plus profond, plus lointain et ressemble au froissement des cheveux.

b) Qu'elle peut être perçue par la main qui exerce une faible pression sur la peau, et par l'oreille dans les mêmes conditions.

c) Lorsque l'emphysème complique une pneumonie, à part cette crépitation, on entend le véritable râle crépitant, sourd, régulier profond, ne se modifiant pas par la pression.

Lorsque l'emphysème est localisé sous la plèvre et dans le poumon, il peut donner naissance à un souffle qui peut très bien être confondu avec celui de la pleurésie ou de la pneumonie s'il est léger et peu étendu, ou encore avec celui d'une caverne ou d'un pneumothorax. Une auscultation attentive permet de reconnaître que dans l'emphysème il est plus voisin de l'oreille et qu'il ne s'accompagne pas de râle crépitant comme dans la pneumonie, ni d'œgophonie comme dans l'épanchement pleurétique en mince lame, ni de gargouillement et de pot fêlé comme dans le cas d'une caverne, ni de souffle de voix amphoriques et de tintement métallique comme dans le pneumothorax. A propos de ce dernier nous devons rappeler qu'il est toujours à redouter d'après Jaccoud, toutes les fois que le poumon communique avec la plèvre par un orifice et qu'il n'y a pas d'adhérences des deux feuillets séreux ; au contraire, les adhérences favorisent la production de l'emphysème externe, alors que le pneumothorax complet est impossible. La brusquerie de son apparition par une pression extrême et un violent point de côté tranchent de suite le litige.

PRONOSTIC

———

Si nous ne considérons que l'emphysème en lui-même, sans aucune autre affection concomitante, aiguë ou chronique des organes thoraciques et en particulier du poumon, nous sommes autorisés à lui porter un pronostic bénin : témoins, les mendiants, qui se gonflaient le scrotum, les paupières pour exciter la commisération, au temps où on les laissait libres d'exhiber leurs infirmités ; les simulateurs qui pour tromper les membres du conseil de révision s'insufflent le tissu cellulaire de l'orbite en introduisant vers l'angle interne de l'œil, à travers un orifice pratiqué sur la conjonctive, près du sac lacrymal et au-dessous de lui, une petite paille par laquelle on souffle ; ou encore ceux qui se gonflent les joues en pratiquant une petite solution de continuité à la muqueuse de la cavité buccale pour exciter la curiosité dans les foires. Tous ces cas là, sans gravité, guérissent avec la plus grande facilité au bout de quelques jours et ne présentent aucun intérêt pour nous, étant données la cause et les circonstances qui les déterminent.

Il en est tout autrement du syndrome qui fait le sujet de notre étude. En effet, son apparition brusque chez un malade débilité et en proie à une grande faiblesse peut amener des complications mortelles à bref delai. Cette menace est encore aggravée par l'étroitesse de la glotte dont le tissu

cellulaire peut s'infiltrer et rétrecir davantage les voies respiratoires; la dysphagie, sans qu'elle soit tant à craindre,
peut présenter quelques inconvénients lorsque la tunique
moyenne du conduit pharyngo-œsophagien, formée exclus-
sivement de tissu conjonctif lâche, mêlé de fibres élastiques,
est fortement infiltré d'air. Cet air, venu des tissus avoisi-
nants l'œsophage ou de l'œsophage lui-même par une solution de continuité, peut comprimer les glandes, les vaisseaux
et les nerfs destinés à la muqueuse. Les plis que cette dernière présente dans le sens longitudinal sont effacés, les
vaisseaux et les nerfs tiraillés; de là cette douleur sourde
que les malades ressentent à la gorge.

Quel est le bilan de la mortalité de l'emphysème sous-
cutané généralisé d'origine médicale? Les divers auteurs
qui ont étudié cette question nous apprennent que cette
mortalité est considérable. Ainsi, la statistique de Roger
porte 4 19 de guérison, celle d'Ozanam 1 9, parmi lesquelles
il constate une rechute suivie d'un nouveau succès. Saussol
qui a pu réunir 38 observations se rapportant à l'enfance
jusqu'à l'âge de 14 ans, mentionne 22 morts et 16 guérisons
définitives (thèse de Montp. 1881). Nous-mêmes dont les
recherches portent sur 54 observations, constatons 45 morts
et 10 guérisons.

Sur ces 54 cas, 33 se rapportent au sexe masculin dont
25 morts et 8 guérisons, et 21 pour le sexe féminin, dont
19 morts et 2 guérisons. La mortalité est donc beaucoup
plus grande chez les filles que chez les garçons. A quoi peut
tenir une différence si marquée entre les deux sexes? Les
garçons sont-ils doués par la nature de forces plus grandes,
d'une nutrition plus active qui leur permette de mieux résister à l'emphysème, nous ne pourrions nous prononcer. Ce
que nous pouvons affirmer d'ores et déjà, c'est que la guérison a suivi l'emphysème consécutif à la toux convulsive,
au croup, aux efforts violents, à la coqueluche, à la rougeole
et à la pneumonie. Nous avons consigné les détails dans le

tableau inséré au chapitre de l'étiologie. Par là même, nous constatons que la guérison, lorsqu'elle est survenue, s'est rencontrée dans des cas d'emphysème consécutif à un effort mécanique ou à une maladie qui, bien que grave par elle-même n'avait pas encore affaibli profondément l'organisme et compromis ainsi la vitalité des cellules. La mort est donc plutôt due à la maladie primitive qui a toujours eu une terminaison fatale. Citons ici la coqueluche, la broncho-pneumonie et la tuberculose aiguë, maladies, comme on le voit, qui ont très peu de chances de guérir, lorsque les lésions anatomiques qu'elles produisent sont extrêmement étendues.

Ceci établi, quelle est la durée de l'emphysème. Les divers auteurs disent, et nous le constatons dans les observations que nous avons en main, que la durée est d'autant plus lon-gue que la maladie tend vers la guérison. Cela n'a rien qui doive nous surprendre, car il faut à l'air un certain temps pour se résorber. Le cas de Marjolin se termina en huit jours par résolution, en un mois chez le malade de Vitry, mais nous croyons que la résolution peut s'effectuer dans un laps de temps plus long.

Au contraire, l'emphysème est de courte durée, de quel-ques heures à quelques jours au plus, lorsque la maladie doit avoir une issue fatale.

Maintenant, les deux modes de terminaisons connus, quel est le mécanisme de la mort et comment se fait la guérison ? Cela nous permettra peut être de poser les principales indi-cations du traitement.

Et d'abord un épanchement d'air très considérable, géné-ralisé dans le tissu cellulaire lâche du thorax et dans le tissu cellulaire sous-cutané doit-il effrayer le médecin et celui-ci doit-il croire comme l'enseignait Dupuytren que l'air épan-ché dans le médiastin et le tissu cellulaire qui entoure les gros vaisseaux, l'œsophage et la trachée peut, par la com-pression qu'il détermine, entraver le jeu de ces organes, ou

ralentir la circulation dans le poumon ? Leroy d'Etioles avait
bien réussi à déterminer la mort par insufflation forcée de
l'air dans le poumon, mais Saussol, qui a repris les mêmes
expériences, démontre péremptoirement son erreur. Ce
dernier prouve en effet, qu'un pneumothorax, consécutif à
la rupture de la plèvre viscérale, refoulant les poumons dans
les gouttières vertébrales a produit plus souvent la mort que
l'emphysème lui-même. Ceci confirme la thèse que nous
soutenions ailleurs, que l'air, si abondant qu'il fût dans le
tissu cellulaire, n'a pas la force d'entraver d'une façon définitive le jeu normal des organes intrathoraciques, à la condition toutefois qu'il n'y ait pas une pression trop considérable.

Piédagnel et Poisseulle ont réussi dans leurs expériences
à faire pénétrer l'air épanché dans la circulation générale et
déterminer ainsi la mort de l'animal. La chose est possible
sur le malade lorsqu'il y a des vaisseaux déchirés. L'air peut
pénétrer alors dans les veines et, de là gagner le cœur droit
pour donner lieu aux accidents de l'embolie gazeuse.

L'angiolencite et la lymphangite, compliquant souvent
l'emphysème sous-cutané, sont des accidents bénins et en
ce qui concerne le phlegmon, nous avons déjà exprimé notre
manière de voir.

TRAITEMENT

Comment se produit la guérison et comment, pouvons-nous la favoriser ? Tel est l'objet de ce chapitre.

Ozanam qui s'est beaucoup occupé de la question *(Arch. gén. de Méd. 1854)*, admet quatre modes de guérison ; nous les réduisons à trois. Les voici :

1° Retrait des cellules pulmonaires. Les cellules pulmonaires en vertu de leur élasticité propre, reviennent sur elles-mêmes et oblitèrent ainsi les ouvertures par lesquelles l'air du poumon passait sous la plèvre ; dès lors ce foyer est rendu indépendant et l'air est évacué par ponction ou resorbé progressivement.

2° Dépôt de lymphe plastique ou de sang, que les cellules pulmonaires déchirées laissent suinter (N. Guillot).

Un foyer pneumonique, conséquence de l'irritation des parties déchirées, a pour résultat aussi d'oblitérer les cellules pulmonaires et de permettre la cicatrisation.

3° Compression du poumon par un épanchement liquide (pleurésie) ou gazeux.

Nous avons vu que l'air s'infiltrant de plus en plus, soulève la plèvre pariétale en même temps que la plèvre viscérale, que la première exerce une pression suffisante sur la seconde ; par ce fait même, les bords déchiquetés d'une vésicule pulmonaire

rompue, se trouvent refoulés vers l'intérieur du poumon, se
rapprochent et la lymphe plastique fait le reste. Ce travail est
aidé par l'abondant épanchement d'air des mailles du tissu
cellulaire interlobulaire, augmentant le volume du poumon et
le rapprochant par conséquent davantage du feuillet pariétal
de la plèvre. Cette idée nous paraît très admissible et nous
l'adopterons entièrement.

Les gaz infiltrés dans le tissu cellulaire sont susceptibles de
se résorber de la manière suivante : ils pénètrent par
endosmose dans les canaux vasculaires, se dissolvent dans le
sang, sont ensuite rejetés par les surfaces exhalantes auxquelles
ces fonctions éliminatrices sont dévolues. On peut hâter cette
résorption par les frictions sèches et stimulantes sous l'influence
desquelles on active le courant vasculaire dans le tissu cellulaire sous-cutané et la peau.

De l'ensemble de ces données, et de tout ce que nous avons
écrit dans les autres chapitres sur l'emphysème sous-cutané
nous pouvons, d'ores et déjà, indiquer les grands traits de la
médication à instituer.

Il faut tout d'abord s'attacher à combattre la maladie
susceptible de se compliquer d'emphysème ou la prévenir
lorsque le malade se trouve dans des conditions favorables.
Il faut donc alimenter le petit malade, le prémunir contre le
froid, lui éviter le contact avec des enfants atteints de coqueluche, le mettre à l'abri de la contamination tuberculeuse,
l'entourer de tous les soins hygiéniques au point de vue du
milieu, de l'air pur et de la lumière. Le tube digestif doit être
bien surveillé, l'alimentation, réglée convenablement pour
éviter les accidents capables de diminuer la résistance de
l'organisme. Nous voyons tous les jours M. le professeur
Baumel insister à juste raison sur ce point auprès des mères
soucieuses de la santé de leurs enfants; en effet, une nutrition
défectueuse mettant l'organisme dans une infériorité évidente,

celui-ci résiste mal, se défend sans énergie contre toutes les causes, les plus insignifiantes même, des maladies de l'appareil respiratoire les plus redoutables en conséquences, comme la tuberculose, la pneumonie, la coqueluche, le croup, etc. etc.

La maladie une fois déclarée, il faut pour la combattre, pour lui assurer une terminaison favorable, mettre en œuvre les moyens énergiques. Le sujet est trop vaste pour que nous essayons ici d'indiquer un traitement spécial à chaque cas. Une indication est à retenir : celle de détruire la cause immédiate de l'emphysème c'est-à-dire calmer la toux, les cris, les efforts violents, remédier à la suffocation, atténuer le spasme de la glotte, calmer les secousses convulsives.

A la toux et aux secousses convulsives on opposera les préparations opiacées et belladonnées, la thridace, la jusquiame, etc.; contre le délire et les cris, Ozanam recommande les bains généraux, surtout les bains tièdes. Si la suffocation est imminente les bains seront donnés, mais avec une surveillance extrême; ils seront très courts, ne dureront que quelques minutes, quitte à y revenir plusieurs fois dans la journée.

Les lotions d'eau tiède ou l'enveloppement avec des linges mouillés sont indiqués lorsque les bains ne sont pas tolérés.

Si pour une raison ou pour une autre : compression, étroitesse congénitale, infiltration du tissu cellulaire de la glotte, le passage de l'air n'est pas bien assuré, on pratiquera la trachéotomie si l'état général du petit malade inspire encore quelque confiance au médecin. Dans le cas contraire, il vaut toujours mieux s'en tenir aux moyens purement médicaux.

En même temps, d'autres indications restent à remplir : 1° faire oblitérer les orifices qu'ont laissés après elles les déchirures des vésicules pulmonaires, 2° faciliter la résorption spontanée de l'air contenu dans le tissu cellulaire sous-cutané et intrathoracique et 3° l'évacuer par des moyens chirurgicaux.

La première indication est remplie par l'emphysème lui-même lorsqu'il est très marqué dans l'intérieur du thorax : le feuillet pariétal de la plèvre soulevé par l'air et le feuillet viscéral sont rapprochés, pressés l'un contre l'autre ; les bords de la solution de continuité s'unissent, la soudure se fait, nous l'avons dit précédemment ; mais il faut aider la nature par une compression douce et légère, par l'immobilisation de la cage thoracique, ressource souvent inefficace chez les enfants atteints d'une affection pulmonaire extrêmement grave s'accompagnant d'une dyspnée, d'une oppression trop grandes. Ozanam a dû y renoncer à cause de l'anxiété qui en résultait.

La résorption spontanée des gaz est aidée puissamment par les frictions aromatiques, alcoolisés et par tous les moyens qui activent la circulation périphérique. L'alcool à l'intérieur, les toniques généraux ou cardiaques doivent être administrés d'une façon continue.

En dernier lieu, si la peau est très distendue, la respiration trop gênée, il faut se hâter de diminuer autant que possible la pression de l'air. Pour cela les ponctions avec un trocart filiforme, les petites incisions sont indiquées d'après les règles de la plus rigoureuse asepsie.

Aussitôt faites on verra l'air s'échapper par les ouvertures en produisant un sifflement. La sortie de l'air peut être aidée par des pressions légères pratiquées dans le voisinage de la piqûre ou par des pressions successives des parties éloignées en se rapprochant de plus en plus vers l'orifice de sortie. L'aspiration doit être pratiquée mais seulement avec prudence pour éviter au petit malade la détente trop brusque qui peut causer quelques ruptures des petits vaisseaux. Les ventouses scarifiées peuvent être appliquées ; elles sont mêmes indiquées lorsqu'il y a des symptômes d'une congestion passive du cerveau accompagnée d'œdème, par suite de la gêne circulatoire crée au niveau des téguments et de tous les organes thoraciques.

Dans le même but, on peut employer de petites saignées, des purgatifs, comme décongestionnants.

La thoracenthèse a été pratiquée par quelques auteurs dans le but d'évacuer une certaine quantité de l'air intrathoracique, mais sans grands résultats.

Nous pensons que les mouchetures, les incisions et les ponctions suffisent généralement pour amener la détente du tissu cellulaire : au fur et à mesure que l'air du tissu cellulaire sort par la plaie artificielle, l'air intrathoracique se précipite pour le remplacer d'abord, parce qu'il y a différence de pression, et sortir ensuite par la même plaie. Ce qui reste peut facilement se resorber.

Toutes ces opérations sont d'une bénignité absolue avec une rigoureuse antisepsie dont on ne doit jamais se départir. Y aurait-il malgré toutes les précautions une petite inflammation, rien ne serait plus facile que de la soigner ultérieurement.

OBSERVATIONS

OBSERVATION I

De M. Narjolin, (Dictionnaire des sciences médicales, en 60 volumes, de Breschet 1875).

Un enfant, de 32 mois, fut pris, dans les premiers jours de juillet 1812, d'une toux convulsive violente dont les accès étaient fréquemment répétés.

Le matin, au cinquième jour, on vit, quelques instants après un violent accès de toux, survenir un emphysème au-dessus du sternum : l'infiltration s'étendit en peu de temps sous les sterno-mastoïdiens, à la face, dans l'aisselle, et occupa la partie supérieure de la poitrine. Le soir du même jour, l'air était infiltré dans le tissu cellulaire de la partie postérieure du cou, des parois abdominales, et du scrotum. Le lendemain, les membres thoraciques et abdominaux devinrent aussi emphysémateux. La difficulté de respirer s'accroissait à mesure que l'emphysème faisait du progrès ; la suffocation était imminente et la laryngotomie impraticable, à cause du volume énorme qu'avait acquis le cou, dont le tégument se trouvaient de niveau avec ceux de la face. D'ailleurs cette opération eût été inutile, la crevasse des voies aériennes paraissait avoir son siège dans l'épaisseur des poumons. On se borna donc, d'après l'avis de M. le professeur Dubois, à l'emploi des narcotiques, associés aux boissons pectorales, pour calmer la toux : tout le corps fut enveloppé dans des compresses imbibées de vin aromatique. Peu à peu la respiration devint plus facile, la toux moins fréquente et moins forte, et dans l'espace de huit jours l'emphysème se termina par résolution.

OBS. II

Emphysème sous-cutané de tout le tronc survenu à la suite d'une toux convulsive, résultant d'une affection aiguë des bronches chez une petite fille de 26 mois, par Vitry, in Arch. gén. de méd. 1827, p. 399 (Résumé).

Une petite fille, âgée de 26 mois, bien constituée, a, le 22 décembre 1825, une fièvre très forte qui la tient au lit. Appelé, le 23, je trouve le pouls fréquent, la peau sèche, rouge. Ventre douloureux, toux légère, plaintes continuelles, soif, constipation opiniâtre. Ni les lavements, ni les émissions sanguins n'amènent une amélioration jusqu'au douzième jour de la maladie.

La toux devient plus fréquente et bientôt continuelle, fièvre intense ; je ne puis douter de l'existence d'une bronchite aiguë, je fais appliquer six sangsues sur le trajet des bronches. Pas d'amendement.

Le 5 janvier 1826, apparition d'une dyspnée considérable. Le dicubitus sur le côté gauche l'augmente. La face est pâle à l'exception de la pommette droite. Soif ardente.

6. — Nuit très agitée. Toux et cris continuels. Râles muqueux. Pouls très fréquent et très petit. Pendant les accès de toux, la petite malade, prise de mouvements convulsifs, serre son lit de chaque côté. A la suite de ces efforts, on aperçoit une tuméfaction de la partie inférieure du thorax, de la face et des côtés du cou. Il est facile de reconnaître ce gonflement pour un emphysème sous-cutané, attribué à la rupture de quelques vésicules pulmonaires, ou, ce qui est plus probable, à l'ouverture subite des bronches dans un point de leur paroi. L'état général est de plus en plus alarmant, l'agitation est extrême, la suffocation

imminente. Extrémités froides. Les jours suivants, l'emphysème fait des progrès rapides jusqu'à ce qu'il ait envahi tout le tissu cellulaire sous-cutané de la tête, du thorax et de l'abdomen. Quelques incisions sont faites sur la peau pour donner issue au gaz infiltré. L'air s'échappa en grande quantité par ces ouvertures. On favorisait sa sortie par des frictions. Quatre heures après l'opération, l'agitation, la suffocation, avaient fait place au calme le plus satisfaisant.

Cependant, le 10 janvier, une nouvelle incision fut pratiquée à la partie supérieure et latérale du sommet gauche du thorax à deux pouces au-dessous du creux de l'aisselle, où la tuméfaction était encore considérable. L'air s'évacua avec la plus grande facilité et fut ramené, par des frictions, des parties emphysémateuses mêmes vers la nouvelle plaie. Depuis ce temps-là, tout a diminué et toutes les fonctions se sont à peu près rétablies.

Le 20. — Toute espèce de tuméfaction avait disparu, la petite malade a repris de l'embonpoint et des forces. Ses plaies n'ont présenté rien de remarquable dans leur marhe vers la cicatrisation qui a eu lieu les premier jours de février.

OBS. III

Par Natalis Guillot (Arch. géné. de méd. 1853.)

Un enfant de 8 mois est apporté à l'hôpital Necker, pour une coqueluche très intense.

Cet enfant est très fort et a été très bien nourri par sa mère. Après l'avoir observé plusieurs jours, on remarque à la base du cou, au-dessus des clavicules et du sternum, un empâtement crépitant sous le doigt, ne disparaissant que momentanément sous la pression, et indolore, autant qu'on peut le soupçonner, par l'insensibilité de l'enfant. La mère n'a pas remarqué cette particularité, on a pu même ne pas y faire attention, sans un examen atten

Les quintes de toux étant très fortes, l'emphysème est plus

développé à la visite du lendemain ; la crépitation et l'empâtement s'étendent jusque dans les aisselles et sous les muscles
pectoraux.

La poitrine ne présente à remarquer que des râles humides.
On donne quelques préparations calmantes ; la toux diminue et,
plusieurs jours après, la tuméfaction sous-cutanée, la crépitation
ont disparu. On le croit guéri.

Plusieurs.jours après, la toux se reproduit avec violence et
fréqence ; quintes suivies de vomissements et de spasmes convulsifs ; la tumeur emphysémateuse du cou, des aisselles et du
tronc, reparait avec la même rapidité.

On s'applique à calmer les efforts de la toux, et on y parvient
de nouveau. Après quelques jours, on ne trouve plus trace d'emphysème sous-cutané ; la coqueluche s'éteint et l'enfant sortit
guéri après être resté dans les salles pendant plus d'un mois.

OBS. IV

*Emphysème sous-cutané généralisé survenant pendant
l'évolution d'une pneumonie droite*, par M. Galliard, in
Arch. gén. de Méd. 1880.

Emile L..., 14 ans, entré, le 24 mai, à Sainte-Eugénie, service
de M. de Gassicourt. Début brusque, le 23, par un point de côté
et un frisson ; pas de crachats.

25. — Erythème de la joue droite. Pneumonie de la base
droite. Souffle doux au niveau de l'angle de l'omoplate. Légère
bronchophonie, 40°7. Quelques râles fins.

26. — Crachats visqueux, sucre d'orge.

27. — Le tiers du poumon droit est pris. Anxiété, état grave.
Ventouses.

28. — La défervescence commence.

29. — Nous constatons l'existence d'un emphysème sous-
cutané qui aurait débuté, hier soir, à la base du cou, à la suite
de quintes violentes sans que le malade ait éprouvé de sensations

spéciales. Pas de sensation de déchirure. Le cou, la partie antérieure et supérieure du thorax sont envahies ; en arrière, le
gonflement n'existe que du côté droit où il occupe les fosses sus
et sous-épineuses. Le gonflement augmente sous l'influence des
secousses de toux.

30. — L'emphysème diminue en même temps que les quintes
de toux disparaissent complètement sous l'influence de l'opium.

1 juin. — L'emphysème n'existe plus qu'à la partie antérieure
du cou et sur les clavicules. Encore quelques râles sibilants dans
les poumons.

3. — Encore un peu d'emphysème sous la peau du cou.

4. — L'emphysème a disparu complètement.

6. — L'enfant se lève et est envoyé en convalescence à La Roche
Guyon.

OBSERVATION V.

*Emphysème sous-cutané dans le cours d'une pneumonie
franche. L'influence de l'impaludisme sur l'élément
pneumonique par M. Huchard, in Bull. de la Soc. Méd.
des Hôpitaux, 26 avril 1889, p. 207 (résumée).*

Le 5 mars de cette année j'étais appelé en ville pour voir deux
enfants atteints de fièvre. L'un n'avait qu'un peu de fièvre;
l'autre avait été pris subitement d'un accès fébrile montant
à 39°.

Je constatai chez ce dernier au tiers postéro-inférieur du
poumon gauche une respiration soufflante, quoique lointaine.
J'annonçai immédiatement l'existence d'une pneumonie lobaire
franche. Il n'y avait pas de frisson et le malade ne toussait pas
ou fort peu. Le lendemain 6 mars, la fièvre n'a pas cédé, la face
du petit malade a pris un développement considérable sur les
côtés et sous le menton au point de ressembler à des oreillons.
Je constatai l'existence d'une dyspnée assez forte avec état
légèrement cyanosé des lèvres et je vis bientôt que le gonfle-

ment s'étendait sur toute la partie antérieure de la poitrine jusqu'au dessous des mamelons. Il s'agissait d'un emphysème sous-cutané; il n'y avait pas eu ni dans le jour ni dans la nuit, une de ces quintes de toux qui peuvent déterminer rapidement la rupture d'un vésicule pulmonaire.

Le 7 mars. — L'emphysème s'était étendu à la face qu'il avait envahi presque entièrement, à la partie postérieure du tronc où on le constatait à un faible degré jusqu'en bas de la poitrine, à la partie antérieure où il s'était propagé jusqu'aux régions de l'épigastre et des hypochondres.

Le 11 mars. — Je constatai l'existence d'une nouvelle pneumonie au sommet droit (respiration soufflante, râles cripitants, submatité) pneumonie dont M. de Gassicourt confirma le diagnostic à la visite du soir.

Le 16 mars. — L'emphysème sous-cutané persiste, quoique beaucoup moins étendu, la dyspnée est à peine accusée, mais de nouveau les signes stéthoscopiques ont passé à gauche.

Le 17 mars. — L'emphysème a beaucoup diminué, il n'occupe plus que les parties latérales du cou, la région parotidienne et un peu la partie supérieure de la poitrine.

Le 19 mars. — L'emphysème sous-cutané disparait complètement et le 26 mars la guérison est assurée et définitive.

Nous laissons de côté la partie de l'observation se rapportant à l'influence du paludisme sur la pneumonie, parce qu'il ne présente aucun intérêt pour notre étude.

OBSERVATION VI.

Pneumonie double, emphysème généralisé. Guérison au bout d'un mois. Roger, *Union Méd.*, 1860.

Marie F..., 2 ans 1/2, malade depuis le 13 avril. Dyspnée, anhélation, agitation comparable à un violent accès de coqueluche. Fièvre excessive, toux incessante. Le lendemain, pneumonie double. Le 28, gonflement marqué à la partie inférieure de la poitrine, à l'épigastre et aux hypochondres. Crépitation manifeste. Le lendemain toute la partie antérieure du tronc et du cou est envahie.

Le 30 avril, situation grave; la toux fréquente. L'emphysème descendait jusqu'au pubis, les membres n'étaient pas envahis." Ventouses séches, opium à haute dose.

Un mois après, Marie F., fut guérie.

OBSERVATION VII

Rougeole; délire furieux; rupture pulmonaire; emphysème général; pneumonie lobulaire. — Double guérison. — Par M. Ozanam. (Arch. gén. de Méd., 1854, III 50.)

Le jeune D..., 5 ans, nerveux, mais d'une bonne santé habituelle, fut pris le 31 janvier 1853, d'une toux forte avec fièvre. Le quatrième jour, il n'y avait que les signes d'une bronchite ordinaire; toux vive, saccadée, avec reprises, semblable à celle de la coqueluche. Temp. 110; légère somnolence.

Le 4 février. Pouls 125, toux plus forte, râles sibilents et muqueux, les yeux larmoyants, remplis d'un mucus purulent. Alcoolature d'Aconit 1 gr., pour abattre la fièvre. Dans la journée, éruption de rougeole, abondante à la figure. Le soir, délire, agitation, toux violente, cris incessants: sirop diacode, 20 gr.'). Nuit mauvaise.

5. — Même état malgré 5 centigr. d'extrait de belladone; pouls 128. Intelligence conservée, pas de convulsions.

6. — Même état; éruption abondante sur le cou, les bras, moins sur le ventre, et peu sur les jambes.

7. — Insomnie complète; délire et agitation. Pouls 180 le matin, 125 le soir. Oxyde blanc de zinc, 1 gr., poudre de jusquiame noire, 10 centigr., en dix prises.

8. — Même état; l'éruption a pâli beaucoup sur le corps et les membres; persiste à la face; le soir, pouls 135, la joue gauche de l'enfant est rouge, luisante, chaude, gonflée; ce gonflement

est élastique, mais non crépitant. Sinapismes posés successivement aux pieds, aux mains, dont deux sont poussés jusqu'à vésication.

9.— Sur le côté du cou une crépitation toute particulière. Dans la journée la joue droite se gonfla à son tour. Pouls entre 128 et 130. Quelques râles sibilants.

10. — Même état, 120 pulsations ; l'air s'étant infiltré le long du dos jusqu'à la base de la poitrine : en avant, jusqu'au bas-ventre, où l'on remarquait la peau soulevée en deux ou trois endroits, de la grosseur d'un œuf de pigeon ; oppression assez forte, le délire continu. Bain tiède à 28° pendant dix minutes ; ponctions avec trois quarts aiguillé, deux au ventre, deux à la poitrine : il sortit de l'air avec un léger bruit de sifflement. Nouveau bain le soir qui amena un calme profond et l'enfant s'endormit d'un sommeil qui dura toute la nuit.

11. — On entend, au sommet du poumon, un bruit de souffle amphorique, très voisin de l'oreille, dans une étendue de la grosseur d'une noix, pas de tintement métallique, ni de râles crépitants. Respiration calme, pas d'oppression. Bain qui amena un sommeil tranquille pendant vingt-quatre heures.

12. — L'enfant va mieux ; pouls 125.

17.— L'emphysème avait entièrement disparu ; pouls descend à 120, 112, 106. Les jours suivants la toux devient quinteuse et s'accompagne de suffocation mais le sirop de belladone parvient à la calmer.

20. — Souffle à la base du poumon droit. Kermès jusqu'au 26, puis vésicatoire volant.

27. — Le souffle avait disparu, mais reparut le 28. Kermès à 10 centigr. par jour ; pouls 202. L'enfant commença à se lever.

Le 1ᵉʳ mars, dans la soirée, le souffle reparut : pouls 110. Même prescription ; sirop de jusquiame la nuit.

3 et 4. — Le souffle diminue d'étendue et de force. Ipéca à dose fractionnée, 20 à 10 centigr. en dix paquets.

10. — La base du poumon gauche se prit à son tour.

Les jours suivants simillants frictions iodées matin et soir, avec gros comme une noisette de la pommade suivante : axouge, 30 gr. ; JK, 4 gr.; teinture d'iode, 6 gr. Le troisième jour le souffle avait totalement disparu des deux poumons ; pouls normal, les sueurs cessèrent.

Le 4 avril, un peu de souffle reparut à la base du poumon gauche qui disparut sous l'influence des frictions pour ne plus reparaitre.

Guérison parfaite.

CONCLUSIONS

Nous croyons tirer de notre étude les conclusions suivantes:

I

L'emphysème du tissu cellulaire généralisé survient surtout vers la fin des maladies graves de l'appareil respiratoire.

Les causes déterminantes sont la toux, la dyspnée, les efforts violents brusques ou répétés, les corps étrangers du conduit trachéo-bronchique.

Dans les cas ou un état morbide primitif ne peut être incriminé, il faut faire intervenir les antécédents héréditaires créant une faiblesse congénitale des cellules pulmonaires.

II

Le passage de l'air de l'arbre respiratoire dans les mailles du tissu cellulaire se fait à la faveur d'une rupture, dont le siège varie, soit sur le conduit trachéo-bronchique, soit sur le poumon, soit enfin sur les parois du tube digestif.

Mais pour que ce passage s'effectue, il faut que la pression intra-pulmonaire soit supérieure à la résistance que l'air ren-

contre dans la distension des mailles du tissu cellulaire, condition favorisée chez l'enfant par l'étroitesse de la portion respiratoire do la glotte et les contractions spasmodiques des muscles
respirateurs.

III

Sa propagation se fait de proche en proche sur toute l'étendue du corps, car le tissu cellulaire ne forme qu'une seule
nappe continue.

IV

La crépitation neigeuse et le gonflement des téguments restés
sains, sont les symptômes pathognomoniques de l'emphysème.

V

Le traitement se résume en ceci :

a) Soigner naturellement la maladie que complique l'emphysème et modérer la toux, la dyspnée, l'oppression et les efforts.

b) Faire oblitérer les orifices qu'ont laissés après elles les
déchirures des vésicules pulmonaires par l'immobilisation.

c) Faciliter la résorption spontanée de l'air épanché dans les
mailles du tissu cellulaire sous-cutané et intra-thoracique en
faisant des frictions aromatiques, alcoolisées et en usant de
tous les moyens qui activent la circulation périphérique.

d) Evacuer les gaz par des moyens chirurgicaux : ponctions,
incisions, etc.

VI

Le pronostic dépend de la gravité de la maladie première.

L'emphysème d'origine purement mécanique disparait spontanément au bout d'un temps plus ou moins long.

INDEX BIBLIOGRAPHIQUE

———

TESTUT. — Anatomie descriptive.

TILLAUX. — Anat topographique.

BRESCHET. — *Dict. des Sciences méd*. 1815, art Emphysème.

EVANS (J). — *General subcutaneous emphysema following aspiration of the chest*. Lancet 1889.

MOSCHNER (P). — *Ein Fall fon Emphysema subcutaneum totale. Berl. Klin Wochenschr*, 1885.

CONRAD KLŒSI. — *Arch. f. path. an. n. phys*.

KLŒSNER. — *Untersechunger die engeslchung des vesicularem emphysème*.

LOUIS. — *Mémoire de l'Académie roy. de chirurgie*, 1836.

LAENNEC. — *Traité de l'auscultation* 1819, 37, 51,

LEROY D'ÉTIOLLES. — *Journal de physiol. de Magendie* 1827, 1828. Insufflation forcée par la trachée sur des animaux et sur des cadavres.

PIERRE LAFFON. — Thèse de Paris 1894.

PAUL NÉAN. — Thèse de Paris 1893.

SAUSSOL. — Thèse de Montpellier 1881.

J. CLOQUET. — De l'influence des efforts sur les organes renfermés dans la cavité thoracique, 1812.

BOUILLAND.— Dict. en 15 vol. Art Emphyséme non traumatique des poumons.

POL DE VATELLI. — Effets path. de l'air comprimé. *Ann. d'hyg. et de Méd. lég.*

CERVELLO. — *Emphisema pulmonare do occlusione delle vie nasali. Riforme Medica,* 1890.

ALFRED L. DUPRAZ. — Emphysémo interst. des sous-muqueuses et des sous séreuses. La reproduction expérimehtale. *Arch. de Med. experim.* 1897.

CACCINI. — *Soc. lancisiana Roma,* 1897. Emphysémo do tous les viscores.

PRZYBULSKY. — *Compt. R. Soc. de Vilna.* Emphysémo sous-cutané chez un enfant après une quinte de toux, 1886.

CULLIMORE (T. M.). — *General subcutaneous emphysema not tramatic. Tr. Illinois. M. Soc. Chicago,* 1891.

TARLE (C. W.). — *General subcutaneous emphysema. Tr. Am. Pediat. Soc.* 1888-89.

BAUMEL. — Thèse de Doctorat 1877, Montpellier.

GRANCHER. — De l'emphysémo chez l'enfant. *Rev. mens. des mal. de l'enfance,* 1886.

TOPOROV. — *Spontaneous emphysema of subcutaneous cellular tissue.* Russe Méd. 1886.

FRONSTEIN (M. A.). — *Two cases of subcutaneous emphysema of face and neck. Russk.* Méd. 1886.

RENAULT. — *Dict. encyclopédique des Sciences, méd.* Art. emphyséme.

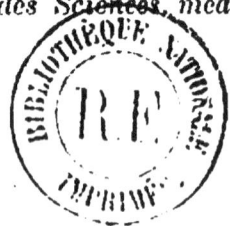

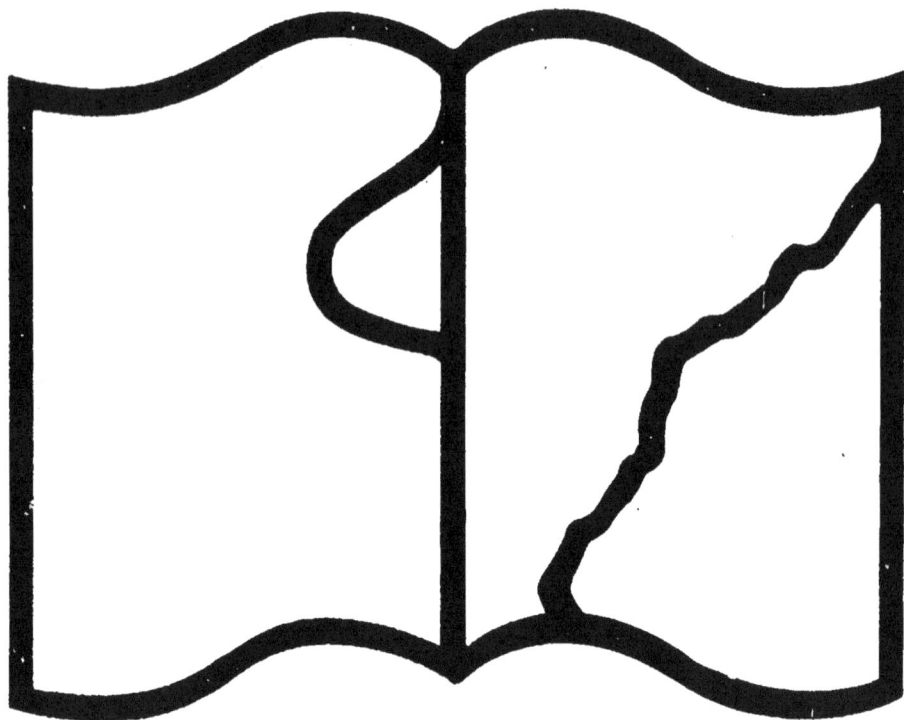

Texte détérioré — reliure défectueuse

NF Z 43-120-11

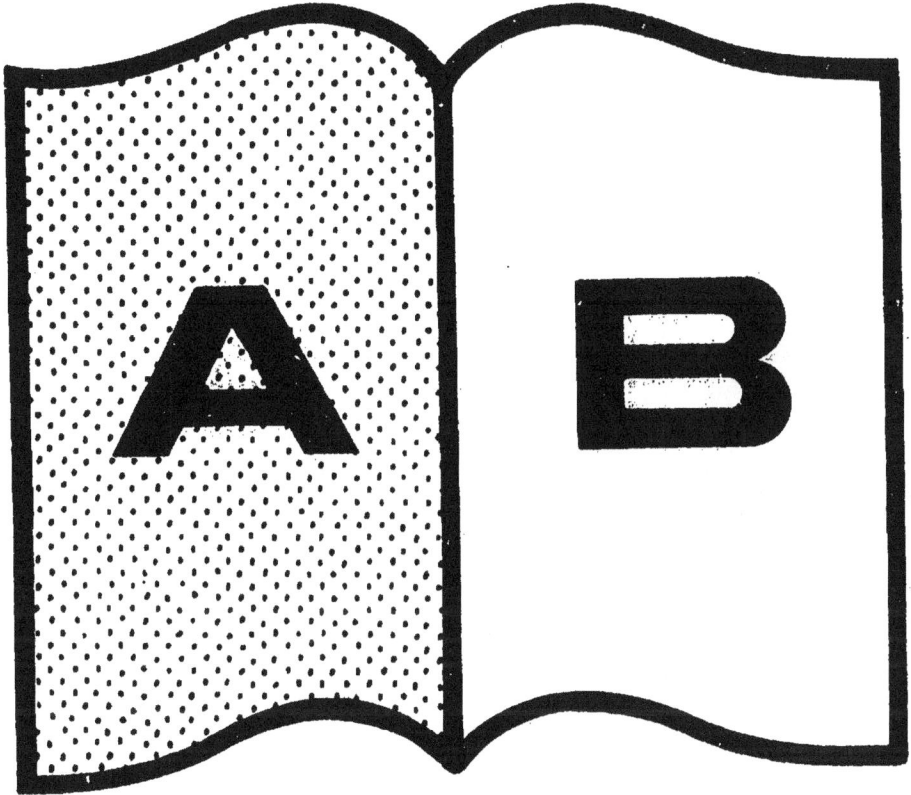

Contraste insuffisant

NF Z 43-120-14

www.ingramcontent.com/pod-product-compliance
Lightning Source LLC
Chambersburg PA
CBHW071236200326
41521CB00009B/1505